编著 椿萱

上岸

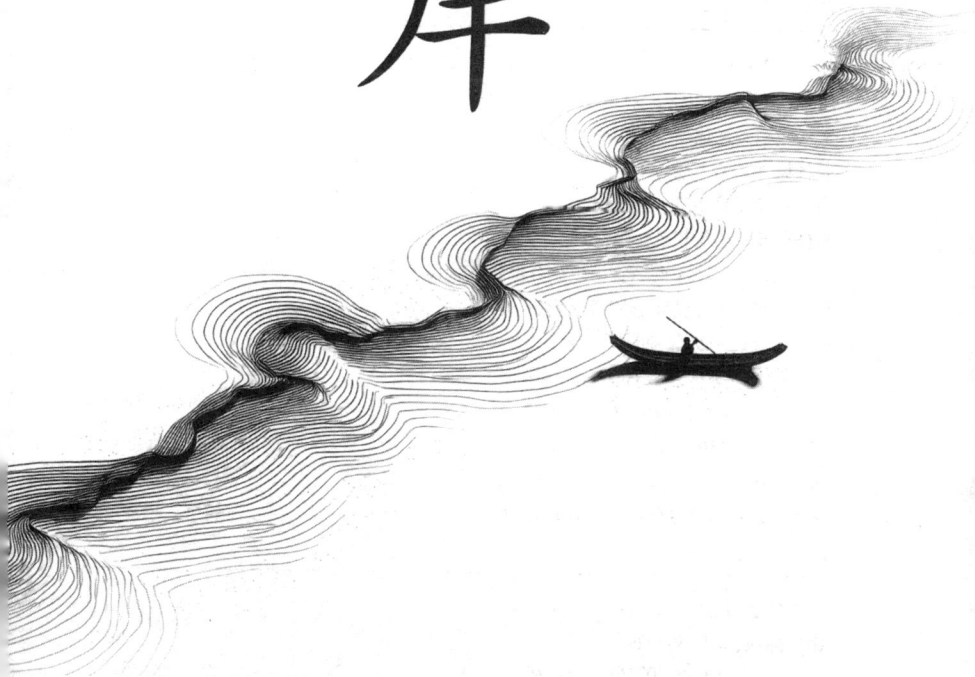

战胜心理内耗

中华工商联合出版社

图书在版编目（CIP）数据

上岸：战胜心理内耗 / 椿萱编著 . -- 北京：中华
工商联合出版社 , 2025. 4. -- ISBN 978-7-5158-4238-7

Ⅰ . R395.6-49

中国国家版本馆 CIP 数据核字第 2025V909L8 号

上岸：战胜心理内耗

作　　者：椿　萱
出 品 人：刘　刚
责任编辑：吴建新　关山美
装帧设计：臻　晨
责任审读：付德华
责任印制：陈德松
出版发行：中华工商联合出版社有限责任公司
印　　刷：山东博雅彩印有限公司
版　　次：2025 年 4 月第 1 版
印　　次：2025 年 5 月第 1 次印刷
开　　本：880mm×1230mm　1/32
字　　数：110 千字
印　　张：6.5
书　　号：ISBN 978-7-5158-4238-7
定　　价：59.80 元

服务热线：010-58301130-0（前台）
销售热线：010-58302977（网店部）
　　　　　010-58302166（门店部）
　　　　　010-58302837（馆配部、新媒体部）
　　　　　010-58302813（团购部）
地址邮编：北京市西城区西环广场 A 座
　　　　　19-20 层，100044
　　　　　http://www.chgslcbs.cn
投稿热线：010-58302907（总编室）
投稿邮箱：1621239583@qq.com

前言

在这个快节奏、高压力的现代社会中，"情绪内耗"一词愈发频繁地出现在我们的视野中，成为许多人生活中的困扰。它如同一个隐形的窃贼，悄悄地偷走了我们的精力、快乐和对生活的热情。当我们深入探究这一现象时，会发现它所涉及的层面之广、影响之深，远远超出了我们的想象。

如今，情绪内耗的现象无处不在。我们常常看到这样的场景：一位职场人士，面对堆积如山的工作任务和复杂的人际关系，夜不能寐，脑海中反复思考着如何应对，第二天却疲惫不堪，工作效率低下；一名学生，在考试前夕，过度担忧成绩，精神高度紧张，无法集中精力复习；一位家庭主妇，为了琐碎的家务和家人的需求，不断牺牲自己的时间和精力，内心充满了委屈和无奈。这些都是情绪内耗的真实写照，它让人们在精神上承受着巨大的压力，却又找不到有效的出口。

很多人始终搞不清楚情绪内耗的本质究竟是什么。从心理学的角度来看，它是一种内在的心理冲突和自我消耗。当我们的内心存在着相互矛盾的想法、欲望和情感时，无法做出明确的选择，就会陷入无休止的纠结和挣扎中。这种内心的冲突会消耗我们大量的心理资源，使我们感到疲惫、焦虑和无力。例如，一个人既渴望追求自己的梦想，又害怕失败带来的后果；

既想要享受社交带来的快乐，又担心自己在他人眼中的形象不够完美。这种内心的矛盾让他们在行动上犹豫不决，白白浪费了时间和机会，同时也增加了心理负担。

对于情绪内耗，不同的观点也层出不穷。有些观点认为，情绪内耗是现代社会竞争激烈、生活节奏加快所导致的必然结果，是人们在追求成功和满足各种期望过程中不可避免的代价。而另一些观点则认为，情绪内耗更多地源于个人的思维方式和心态，是可以通过调整和改变来克服的。

书中提供了一个深入了解情绪内耗的机会。通过丰富的案例和科学的分析，让每个人都能够清晰地认识到情绪内耗的表现形式、产生原因和危害，从而不再对它感到迷茫和恐惧。本书还提供了一系列实用的方法和策略，帮助我们摆脱情绪内耗的困扰。通过学习和实践这些方法，可以帮助内耗者逐渐调整自己的思维和行为模式，培养积极健康的心态。

此外，本书还强调了自我关爱和心理调适的重要性。在面对情绪内耗时，人们往往会对自己过于苛刻，忽略了自己的感受和需求。它提醒人们要学会善待自己，给自己足够的休息和放松时间，关注自己的身心健康。

希望通过阅读本书，您能以更积极乐观的心态，面对人生的挑战，迎接美好的未来，找到摆脱内耗束缚的方法，重拾内心的宁静与坚强。

目 录

第三章 打开能量场，让自己在圈子里发光

第四章 上班的累，比不上自己斗自己

第五章　余生，你只需要一个懂你的人

第六章　此生最浪漫的事，就是做自己

第一章

不是活着太累，

而是你"想太多"了

你是那个和自己"作对"的人吗

　　有句话这样说："你是唯一能打败自己的人。"原本，这是一句鼓舞人心的话，但在竞争愈发激烈的当今社会，它却渐渐变了味儿。面对激烈的职场竞争、生活压力和学习压力，为了不被他人超越，各行各业纷纷陷入"内卷"。人们绞尽脑汁地展示自己的"拿手绝活"，却未曾察觉，一场无声的战争已然悄悄打响。在人与人较量的背后，逐渐演变成自己与自己的厮杀，只不过这种厮杀并非体现在肉体上，而是精神上的自我消耗。这便是比内卷更为可怕的现象——内耗。

　　内耗原本是一个物理术语，指物体由于内部微观结构的摩擦作用，不断消耗自身内部能量的一种复杂物理现象。而如今，"内耗"这个词已成为一种新兴的心理学名词，全称为

"精神内耗"。

　　具有精神内耗的人，很容易因外界环境的刺激而引发焦虑，时常在内心经历冲突和矛盾，进而产生精神压抑。这类人常常感到精神疲惫，而这种疲惫并非源于身体的劳累，而是由内心焦虑所引起的损耗导致。如果这类人一旦陷入内耗状态，就会陷入自我斗争的漩涡，彷徨、犹豫、猜疑、伤感等各种负面情绪接踵而至，占据他们的身心。在精力过度消耗的情况下，甚至还会影响日常生活和健康。因此，这类人总是感到疲惫的根本原因，就在于他们一直在进行无休止的情绪劳动。

　　内耗不仅局限于个体，还会发生在团体和集体中。例如，公司内部的不协调、不团结、内斗、矛盾等问题，都会造成人力、物力、财力等方面的无端消耗，从而产生负面效应，这也是一种内耗。

　　内耗的表现形式多种多样，常见的有：异常敏感，总是在意别人对自己的评价；凡事想得过多，顾虑重重；执着于追求完美，内心无法容忍任何瑕疵；特别在意过去，"反刍思维"严重等。拥有这些特质的人，多数时候都闷闷不乐、郁郁寡欢，缺乏正能量；他们遇事往往优柔寡断，常常自我怀疑，害怕承担责任；由于内心经常挣扎，所以做事容易半途而废，习惯于逃避和拖延……

　　内耗的危害众多，不仅体现在心理方面，还体现在身体方面。长期内耗的人通常有茶饭不思的生活习惯，严重的心理负担使他们"做事没心情""吃饭没胃口""睡觉没困意"，自然身体也会一直处于入不敷出的状态。长期不良的生活习惯，会导致各种健康问题的发生，抑郁症就是其中最为严重的疾病。

数据显示，截至 2023 年，我国抑郁症患者已达 9500 万人。其中，女性比男性更容易抑郁，女性患者数量是男性患者的 2 倍，60 岁以上的老年女性成为抑郁症的主要群体。而且，抑郁症还有年轻化的趋势，我国 18 岁以下的抑郁症患者比例超过了 30%。

这是一组令人触目惊心的数字。更可怕的是，原本在职场中"杀红了眼"的内耗情绪，已经在家庭、学校、交友圈等环境中蔓延开来，似乎快要成为我们生活的一部分。孩子成绩不好会引发内耗；朋友对自己爱答不理时会内耗；夫妻吵架时会内耗；甚至，因为别人的一个眼神、一句话、一个动作都会引发无尽的内耗。因此，无数人发出了灵魂的拷问：内耗到底何时才是尽头？我们又该如何摆脱内耗情绪？

当代人在快节奏、高压力的生活中，深受内耗的折磨。这种精神上的自我消耗，如同无形的枷锁，让人疲惫不堪、心力交瘁。于是，"反内耗"的斗争愈演愈烈，已成为当代人抗击不良情绪、追求幸福生活的一场至关重要的保卫战。人们渴望摆脱内心的纠结与挣扎，寻求心灵的宁静与平衡。在这场没有硝烟的战斗中，每个人都在努力寻找属于自己的解脱之道。

随着"反内卷""反焦虑"呼声的提高，越来越多的人开始反思过度竞争带来的压力，拒绝被焦虑情绪所左右。大家希望在这个纷繁复杂的世界中，保持清醒的头脑，坚守内心的平静，以更加从容和积极的态度面对生活的挑战，追求真正有意义的、幸福的人生。

"反内耗"是一种方法，是一种智慧，也是一种特质。只有深刻理解其中的本质，才能成功远离内耗，做回真正的自己。现在有一个词很火，叫作"自洽"，这说明情绪内耗已经成为一种普遍现象，与自己和解成了一种生活需要。在任何时候，我们都应专注于眼前的事情，不要过分执着于结果，因为活在当下才是最重要的。相信一切都是美好的，提升自己的自信心和精神力，这样你就不会成为自己的敌人。

反内耗二三说

1. 接受现实，活在当下是最有效的"反内耗"方式。

2. 如果说焦虑是一粒沙，那么内耗就是一望无际的沙漠。

3. 世界上最幸福的人，不是生活在优越的环境里，而是随时能给自己的精神解绑。

没发生的事，你在焦虑什么

内耗者说

　　未来是我最恐惧的事，因为，那里藏着各种各样的不确定和未知……

　　有这样一位朋友，总喜欢把"会不会"挂在嘴边。倘若请别的朋友吃饭，他会忧心忡忡地问："你觉得他会不会不喜欢这个口味？"和客户沟通方案前，他也会眉头紧锁地问："你说，我准备的方案，他们会不会不满意？"好不容易熬到出发，路上还会不停嘟囔："剩下的汽油会不会不太够，要不要去一下加油站？"大家对他的这种举动早已习以为常，觉得他只是爱操心，所以往往随便几句应付过去就算了，然而他依旧显得焦虑万分。表面看似是未雨绸缪，但实际上这是一种心理疾病，我们称之为"超前焦虑"。

　　好在这位朋友在亲友的强烈建议下去看了医生，所幸情况不算严重，经过一段时间的调整治疗，这种"瞎操心"的状况逐渐减少了。

其实，超前焦虑和未雨绸缪极易混淆，但它们本质上存在巨大差异。未雨绸缪是针对未来可能出现风险的理智应对，只针对特定事件。而超前焦虑则复杂得多，它是缺乏安全感的体现，根本原因在于对未来的过度担忧和不合理预想，也有人是源于对自身能力的怀疑。总之，超前焦虑是畏惧心理的放大，无论大事小情，只要稍有不确定性，就可能引发焦虑情绪，然而这种担忧往往与现实风险不成正比。这类人最典型的表现就是：凡事都往最坏的方向去想。在超前焦虑者的头脑中，仿佛有一个高压锅，焦虑如同越烧越旺的火苗，使压力成倍增加。

超前焦虑并非成年人、职场人的专属，如今这种情况已蔓延至学校和家庭，考前焦虑就是十分典型的超前焦虑，需要引起家长的高度关注。

有位高三的学生，名叫小涛，他的家庭经济条件优越，学习成绩名列前茅，是亲友口中"别人家的孩子"。由于小涛自觉是众人关注的焦点，所有人对他寄予厚望，父母也将他视为骄傲，因而心理压力巨大。每次考试之前，他总是焦虑不安，吃不下饭、睡不着觉，反复思考着倘若成绩不理想该如何面对父母和亲友。害怕被嘲笑、丢面子的小涛，渐渐失去了往日的快乐，成绩大幅下滑，精神状态也每况愈下。严重时，小涛经常手脚发麻、胃胀腹泻、头晕脑涨，偶尔还会出现幻觉。父母带他到医院检查多次都未查出病因，最终在精神科被确诊为精神分裂症。

这样的事情，几乎每天都在上演，及早发现并重视才是避免悲剧的最佳途径。摆脱超前焦虑并非难事，可以尝试以下几种方法。

"苏格拉底对话"是认知行为疗法中较为常见且有效的方式之一。当面对各类困扰和焦虑时，它能发挥重要作用，帮你找出逻辑中的不合理漏洞。当你被纷繁复杂的思绪困扰，陷入不合理的猜想以及无尽的焦虑中时，这种对话方式犹如一把锐利的剑，能够精准斩断那些混乱的思维链条，让你清晰洞察问题的本质，从而摆脱那些无凭无据的猜想和不必要的焦虑。

养成冥想的习惯也是一种极为有益的方式。寻觅一个自然、舒适、安静的冥想环境，让自己沉浸其中。在这个环境里，身心能够得到最大限度的放松。通过持续的心理暗示，有意识地调整自己的思想和呼吸节奏。随着每一次深呼吸，让内心的紧张和不安渐渐消散，使心灵得到滋养和修复，最终实现疗愈身心的目标。

此外，还有暴露疗法。它就像一种独特的以毒攻毒策略，通过反复进行焦虑情绪的刺激训练，来降低对焦虑的敏感度。当你不断面对曾经让你感到恐惧和焦虑的情境时，你会发现那种强烈的反应在逐渐减弱。这是一种弱化恐惧的有效途径，让你能够逐步克服内心的障碍，重新找回内心的平静和力量。

实际上，要摆脱超前焦虑，就要先摒弃杞人忧天的思维方式，改变以往不合理的心理预期和认知模式，只要做到勇敢、自信，坏情绪就无法侵袭你，这才是世界上最强大的能力。

反内耗二三说

如果还在焦虑，请记住戴尔·卡耐基的这几句话，可能会对你有用：

1. 那些你所担忧的事情，在未来99%都不会发生。

2. 活在今天，今天比昨天和明天更宝贵。

3. 正视现实，不要试图改变不可避免的事。

又不是演员，何必给自己"加戏"

我不甘当生活的配角，我渴望有自己的舞台。

但我的心却生存在阴暗里，它再也感受不到光明……

我们身边，潜伏着一种"演员"，他们很喜欢演内心戏。

刚发布一条微信朋友圈，却没有看到朋友给自己点赞。于是展开了头脑风暴，猜测自己是不是哪里得罪了朋友。会议上，被领导批评了几句之后，在办公室里几天都不敢正眼看人，总觉得同事在背后议论自己。发了一条信息给另一半，左等右等都等不来对方的回复，心中开始疑虑，是不是他背着自己有了什么秘密？

这样的"演员"有没有感觉很熟悉？在心理学上，这类内心戏特别重的行为叫作过虑，就是考虑过度。有这种行为的人，往往很容易被各种忧虑情绪所主导，过分关注他人对自己的评价，活得累就是别人对这类人生活状态的最直观感受。

第一章　不是活着太累，而是你"想太多"了

　　想太多似乎只是生活中微不足道的小事，敏感、多疑、猜忌也被认为是人性中的小毛病而已。但殊不知，这些其实都不是正常的思维方式，是偏激、反复和不自信造成的心理问题。有些人做完事就爱后悔，买个东西也要纠结，不是担心买贵了，就是忧虑买错了，不然就是觉得别人买得更好。在这种来来回回的精神拉锯中不断自我折磨和消耗，其实都是一些鸡毛蒜皮的小事，也能在这种人心里上演一场曲折离奇的"大戏"。过虑的人坐在朋友中间，表面平静如水，内心却早就掀起了波澜，别人的眼神和动作，都可能成为对他不满的证据。对方的每一句话甚至每一个顿挫，他都要拆解分析，试图从里面找到他想要的答案。学校、公司、家庭，甚至菜市场、剧院、图书馆……不管身处什么场合，都是上演内心戏的舞台。甚至，有的人还很享受这个自我折磨的过程，反而越想越上瘾，能硬生生把一出短剧演成大型宫斗剧或者史诗连续剧。你说这样的消耗能不累吗？

　　有位老阿姨，儿子很年轻，刚参加工作，还没有交到女朋友。没女朋友这件事其实是一件平常事，孩子还年轻，总有一天能遇到合适的人。但就是这么一件小事，在老阿姨心里，就成了千斤巨石。一到晚上，老阿姨就辗转难眠，天天盘算怎么给儿子找个合适的女朋友，想去婚介所怕被骗，想找熟人介绍又怕介绍的不满意不好拒绝。她整宿整宿翻来覆去想着这些

事。好不容易男孩带回来一个女孩，老阿姨又问东问西，生怕女孩有所隐瞒。只要女孩有什么动作，都逃不过她的眼睛，就跟破案一样在头脑里分析来分析去。

没多久，老阿姨就出现了头疼的症状，起初家人都以为就是得了一场小感冒，并没在意。可是一个来月过去了，症状没有缓解，反而越来越严重。无奈，家人带着她去往医院，一番检查下来，身体没什么大问题，但精神却出了问题——典型的焦虑症。最后，经过专家一系列治疗才慢慢康复，从此"给儿子找对象"这个话题也成了家里聊天的禁忌。

工作上，更是加戏泛滥的重灾区。担心付出的努力没人看到，担心职位被别人取代，担心同事们看不起自己，担心任务落实不到位颜面扫地……只要一上班，浑身上下都散发着自卑、恐慌、焦虑和不自信。所以，这类人不爱上班，可能不是因为工作压力大，也不是因为人际关系复杂，更不是"社恐"或者受到不公待遇，而是被自己的心理负担消耗得疲惫不堪，只能逃避和拖延才能获得一时心安。其实，这些人离我们并不远，甚至你也有可能是其中一员。

在生活中，当你的注意力总是不由自主地集中在一件事的负面上，只看到不好的一面，而忽略了可能存在的积极因素，这时候就要警惕了。或许你开始过度担忧别人是否对你有不好的看法，别人一个不经意的眼神或者一句无心的话，都能让你琢磨半天，内心忐忑不安。再或者你脑中莫名经常反复回忆与他人的交往细节，纠结自己当时是不是哪句话说得不对，哪个动作做得不好，反复自我审视和批判。

当出现这些情况时，可能你早已和内耗过招了，你的思想已经开始有了内耗的苗头，只是你对此还一无所知而已。你没有意识到这种过度的思考和担忧正在消耗着你的精力和热情，影响着你的情绪和生活质量。

与其选择做演员，倒不如成为一名导演。剧情的走向理应依照自己的心情而定，生活本就应当完全由自己掌控。然而，千万别把生活填充得过满，戏太多也会引发审美疲劳，张弛有度才是最佳节奏。与其充当演员，不如尝试去做一名观众，永远立足当下，剧情里的悲观、难过原本就与你毫无关联。当学会成为一名旁观者之后，你便会赫然惊觉：最精彩的戏，实则是幸福的人生，而并非那些让你惴惴不安的情节。

反内耗二三说

1. 丢掉令你疲惫不堪的思绪，就像扔掉破洞的袜子和不合脚的鞋一样。

2. 用阅读、运动、音乐来缓解情绪，无法心静就去外面走走。

3. 生活不需要剧本，情节也不需要完美，但一定要活得自然。

"高敏感"可能是灾难，也可以是天赋

内 耗 者 说

我不是内向，也不是高傲，更不是不合群。

敏感让我惧怕，只有"孤独"能让我感到轻松……

"高敏感"，这个词也许听起来会有点儿陌生，但它有一个广泛流传的名字，那就是"玻璃心"。别以为这是少数人群，其实他们很普遍。据调查，全世界范围内，有高达 15% 至 20% 的人具有"高敏感"特质，相当于每五个人里面就有一个是"玻璃心"，心理学家把他们叫作"高敏感人群"。

高敏感人群的神经系统更为特殊，这让他们比普通人更能感受到内部或者外部的刺激。所以高敏感人群也更容易感受到他人的情绪和敌意，从而给自己造成心理压力，处理不当的话，很容易陷入内耗。

如果你不清楚自己属不属于高敏感人群，那就用下面的表格（如表 1–1 所示）为自己简单测试一下吧。如果前面描述的情况与你自身情况相符，就在"符合"处打上"√"。被勾上的选项越多，就代表你越接近高敏感人群。

表1-1 "高敏感人群"自测表

序号	表现	符合
1	容易被惊吓到	☐
2	对声音、气味、光线等刺激特别敏感	☐
3	如果要做的事很多，会不安或心烦	☐
4	容易被音乐、剧情等感动	☐
5	经常在脑海里"回放"过去的事情	☐
6	喜欢独自安静地学习或工作	☐
7	想象力丰富，经常有天马行空的想法	☐
8	考虑问题时，喜欢全面考虑	☐
9	比起金钱，我更在乎工作带给我的感受	☐
10	喜欢和亲密的人在一起，所以交友圈子很窄	☐
11	能感觉到他人的感觉，很能共情	☐
12	对于"亲密感"和"距离感"的变化都很敏感	☐
13	直觉特别准，而且创造力丰富	☐
14	时常能感觉到他人是否真诚，并能得到验证	☐
15	很在乎生活的精致程度	☐
16	嘈杂的环境会让你感到烦乱、暴躁	☐
17	不喜欢竞争或被别人注视，否则，会产生心理压力	☐
18	能实现自我价值、发挥特长的工作更令我满意	☐
19	预感特别强，能够感知即将发生的事	☐
20	如果受到刺激，更喜欢独处	☐

怎么样，测试后你属于哪种人群？实际上"玻璃心"这个词太过片面，它误导了人们对于高敏感人群的理解。的确，高

敏感人群确实比一般人更容易受到情绪上的刺激而产生焦虑和内耗，但也不能武断地把高敏感人群直接和焦虑制造机画上等号，利用好这种特质反而还能克服内耗情绪。因为，他们天生敏感，所以他们在通常情况下都知道如何去避免敏感的发生；他们更明白自己需要什么，别人需要什么，只要拿捏好度就能在情绪上达到平衡；他们对于外界信息的捕捉和感知高于常人，所以在很多行业和领域都有惊人的天赋和作用，比如艺术、文学、科技、设计等；高敏感也可以摆脱内向、不合群、"社恐"的标签，他们之中有 30% 的人对交际展现出浓厚的兴趣，敏感反而成了他们在社交活动中的"王牌"，让他们散发出独特的人格魅力，成为八面玲珑的社交能手。

只要远离焦虑和内耗，找到控制情绪的法门，高敏感就能摆脱"玻璃心"，蜕变成直觉敏锐、专注力爆棚、善良包容、不惧怕逆境的行业精英。

反内耗二三说

1. 高敏感并不一定是捆绑你的枷锁，放下偏执，它就是带你远航的帆。

2. 无所畏、无所为、无所谓，是高敏感战胜内耗的三大心态。

"我不行、我不能、我不配"，
迟早毁了你

内耗者说

从"是不是我不好？是不是我不行？是不是我的错？"到"是我不好！是我不行！都是我的错！"

这就是"杀死"自我的过程……

近些年有个词在网络上火得一塌糊涂，叫作"PUA"。它是指通过行为或者语言打击他人，从而获得对方的精神控制权的现象。说白了，PUA 的目的就是进行"精神传销"，让你自卑，才能听我的话。这个词的出现，表示越来越多的人开始意识到精神独立的重要，各种"反 PUA"话题愈演愈烈，人们从没像现在这样重视自己的精神主权。

或许是在职场混迹久了，又或许是在高压之下习惯了被人指手画脚。就在别人忙着争夺精神主权的时候，有些人却沦陷了，成了 PUA 自己的"自我批评者"，每天都在自我怀疑中度日。这种怀疑带着迷惑人的伪装，很容易就会催眠自己，让自己以为那是一种上进。实际上，自己早就陷入了自我怀疑与过度自我批评的沼泽里，而沼泽之下深不见底。

有进取心固然是一种品质，那是无怨无悔地付出，是不在乎别人的眼光，不畏惧艰难险阻，为了理想和目标不停前进和超越的动力。而自我怀疑不是上进，它是你前进路上的路障，是攀登山峰时的雪崩，让你的每一个决策都变难产，每一次踏出脚步都变得踌躇艰难。所以，很多人都陷入了一个自己为自己制造的怪圈——一边上进，一边自我怀疑。

打个比方，你正在攀登一座向往已久的高峰，一开始颇有"不成功，便成仁"的远大志向。随着越爬越高，你开始看不到脚下，抬头也望不到山头的时候，内心就开始动摇起来："难道我走错路了？""要不，先回去看看再说？""我到底能不能爬到山顶？"虽然还在继续坚持，但途中每一次遭遇的小状况，都会让你深感不安。慢慢地，你可能会改变主意："好像真的走错路了！""还是先回去看看吧！""这样下去，还没到山顶我就完了！"就这样，一场轰轰烈烈的壮举匆匆搁浅了，哪里能有什么收获，唯一得到的只是那些疑虑、精神负担，还有中途放弃的后悔、自责与嫌弃。这个过程就是从"自我怀疑"到"自我否定"，再到"自我贬低"和"自我嫌弃"的过程。

可千万不要单纯地以为自我怀疑的人就该缺乏自信，就该十分自卑。这世界上没有任何事是绝对的。自我怀疑的人不一定都表现得唯唯诺诺，也有可能表现出极度自信，变得无比自恋和孤僻，因为这样的人会觉得自己十分特殊，所以才会与那些凡夫俗子格格不入。过度自信和过度自卑往往都是交替出现的，这才是最接近现实的情况。下面，先说个例子。

有一个女孩，原本是个企业白领，坐在办公室里，每个月拿着不菲的收入，简直就是妥妥的现实版"人间小确幸"呀。可她并不满足于在舒适圈里混日子，想实现一把人生价值。于是，倔强的她选择玩一把"跨界"，去销售领域磨炼一番。辞职之后，她去了一家车企，做起了底层销售。一开始，她信心十足，这么多年的职场打拼，让她以为自己很有左右逢源的天赋，一定能成为"销冠"，让领导和客户对她另眼相看。可是，现实却没有为她的想象埋单，跑业务的辛苦，加上一桩又一桩的投诉，把她的自信彻底击溃。于是，她便开始否定自己当初的选择，同时觉得现在的自己一无是处。业绩不好，当然逃不过领导的批评，上司开始对她频繁地PUA。最终，她彻底离开了职场，开始畏惧与人接触，更否定了自己的所有才华，变成精神上的"独行侠"。

从这个例子不难看出，自我怀疑者往往是从"证明自己"开始，到"证明自己失败"为止，不断往复循环。从最开始的"我能行！"，到后来的"我行吗？"，再到最后的"我不行！"其实，他们关注的不是每一次经历所带来的成长和收获，而是习惯于用"自以为"的结果作为衡量成功的标准。

就如同这位朋友，她觉得成功就应该是"有订单"，却忽视了从事销售工作给了她怎样的人生体验和成长。然而，越是对自己期望高，就越可能被现实打击得很惨。自卑心理会让她失去面对一切的勇气，过度自信会让她听不到任何外界的声音。而唯一可以让她从困境中走出来的方法恐怕就是与自己和解，坦然地接纳自己。

反内耗二三说

1. 永远不要自我怀疑，因为没有人会比你更相信自己。

2. 如果把所有精力都用在怎么应付"我不够强大"这个问题上，无论是谁都会变得束手束脚。

别拧巴了，并没有那么多人在意你

内耗者说

我不知道我到底在意些什么，我只是感觉他们并不友善……

"社死"这个词大家可能都很熟悉，它是对当众出丑时的一种自我调侃。很多人在遇到"社死"瞬间时，都会感到无比尴尬，心态也是五花八门。有的"想找个地缝钻进去"，有的则"尴尬到抠出两室一厅"，还有的"想赶快逃到火星"。那么，你上一次遭遇"社死"时刻是什么时候？你是怎么应对的？

"社死"往往伴随着"翻车"，也就是所谓的"手滑""搞砸"等一系列失误的场景，这会让人非常尴尬。比如，有人想在女神面前露两手，展示一下自己的才艺，却意外开发出一套"黑暗料理"，以至于在女神面前颜面扫地。再比如，有人大老远看到一个熟悉的背影，便跑上前去一巴掌拍在对方的后脑勺上，嘴上还说着不着边际的话。结果仔细一看，自己根本就不认识对方，真的是要多尴尬就有多尴尬。

　　显然，几乎所有人都在尽力避免尴尬的发生，但却有一种人每天都在内心中经历着各种"社死"的煎熬，他们内心总会觉得：别人总在用奇怪的目光打量我。他们就是情绪内耗者的一种，我称他们为——"自尊捍卫者"。其实，这些尴尬场面并不会真实发生，绝大多数情况都是"自尊捍卫者"们的自尊心在作祟。这类人群的内心很敏感，总会不自觉地把自己当成主角，仿佛他们的一举一动都会引起关注，这种现象被称为"聚光灯效应"。

　　"聚光灯效应"是一个源自社会心理学的概念，通常引起这种现象的原因是人们高估了自己受别人关注的程度，从而引发了一系列心理压力。而且，当人们所处的境况越糟糕时，"聚光灯效应"就会变得越明显。实际上，这种现象的本质是想逃避"社死"，怕被别人讨厌，想在他人面前维护自己完美的形象。在这种心理的影响下，人们往往会像玩虚拟现实游戏那样，在脑海中创造出一个"幻想客体"，也就是那个不知道什么原因就被关注的人。然后继续幻想那个"客体"的各种遭遇，被嘲笑、被贬低、被批判……然而，可能别人只是想看一看时间，顺便目光从他们身上扫过而已，这就足以在他们心里掀起万丈波澜了。这种不太正常的情绪波动，其实是过度以自我为中心的表现，因为太过关注自己给别人的印象、太在意别人对自己的评价，而产生了一系列情绪上的不安和失控，这就是一种严重的内耗。如果被这样的心理问题纠缠上，是非常煎熬的，所以实际生活中，由此导致的悲剧也屡见不鲜。

曾经看到过一篇这样的文章：一位妈妈焦急地向专家求助，说自己的孩子突然像变了一个人一样，每天疑神疑鬼，有时还被吓得瑟瑟发抖。按这位母亲的话来说，就是像一具"行尸走肉"，已经没办法上学，只能休学在家了。

孩子的母亲一个劲儿询问专家该怎么办，但专家还是想深入了解其中的原因，便做了一些细致的询问和调查。后来，专家给出了严谨的结论，他告诉那位母亲，孩子患上了严重的焦虑症，是一种由焦虑情绪所引发的心理疾病。孩子的母亲感到很疑惑，平时，孩子的要求她都在尽力满足，为什么孩子还会变成这样？最终，专家的解释让她茅塞顿开。原来，正是这种"无微不至"的关怀，才是毁了孩子的罪魁祸首。家庭对孩子的溺爱和过度保护，让孩子失去了与人相处的能力，还对社交产生了排斥，对与陌生人接触变得非常恐惧，这是典型的缺乏挫折教育的表现。因为太过在意其他人会不喜欢自己，男孩只能选择逃避，结果越逃避就越恐惧。最终，正是急于保护孩子的狭隘母爱，把孩子推进了深渊。

可见，过分在意别人想法不是一种健康心理，所以万万不能把它和心细混为一谈。过分在意别人看法的人，会习惯性地站在弱势地位上来审视自己，总是被动地接受别人的评价，像一个十足的受害者。想要放下这种思想包袱，就要摆脱"受害者"思维，用平等的心态去和他人相处，勇敢地接受或否定别人的看法和评价，这样才能在精神上真正做到独立。

案例中的家长，也曾经试图让孩子经历一下磨炼，还特意带孩子去参加训练营等活动。但是效果并不理想，孩子的心理问题已经积累已久，干预的过程自然十分漫长。然而，孩子只要稍感不舒服，家长也就顺其自然地放弃了，以为孩子还小不懂事，等孩子长大就好了。这种想法确实有点太乐观了，他们不知道的是，这种心理问题在成年人之间也相当泛滥，和年龄根本就没有关系，反而年龄越大就越是问题。

有时候，做一个没心没肺的人也并不一定是坏事情，难得糊涂就是没有焦虑，至少不用在意那些莫须有的看法。生活本来就是属于自己的，干嘛要因为别人的眼光而为难自己呢？所以，请无视它们吧，真的没有那么多人在意你。

反内耗二三说

1. 如果你对外界想法的关注已经超越了对自身的关注，那么你可能病了。

2. 建立自信心，是治疗任何心理问题的"基础药物"，内耗也不例外。

3. 专注于提高自己的生活水平，远比关注他人的看法来得更实际。

可以反思，但千万别反复品味坏情绪

内耗者说

> 我的脑子始终被过去占据，不是什么幸福的回忆，
> 而是很多"如果"和"也许"……

"反刍性思维"，是自己胁迫自己，反复咀嚼过去的一种消极的心理活动现象。比如，你躺在床上不断回忆早上在地铁里吵架的情景，感觉自己应该那样说就好了。再比如，你和同事大吵一架后离开，坐在台阶上的你，头脑中依旧不断回放当时的画面，心里想的是：我怎么这么冲动？要是不那么激动就不会这样了。这两个例子，有没有感同身受？"我当时就应该……""我怎么就没……""如果……就好了"，你是不是也曾经这样想过？每到夜里，思绪就不受控制地开始活跃，"数羊"也没有用，那些坏事情自己就跑到脑子里来，直到让你在夜色里独自"烙大饼"。不错，把坏情绪拿出来反复品味，这就是"反刍性思维"的特点。

反刍性思维具备几个特征：被动、重复、消极、无法控制

和入侵性。通常，这种行为都是不自觉就会进入反刍思维之中，而且很难停止这些想法。这些想法都充满了悲观、痛苦、懊恼、委屈、愤恨、幽怨、自责及后悔等消极情绪，通过反复地回想和设想，来弥补当时的遗憾，报复现实中的失败，满足自己的精神快感。这种思维模式很容易演变成"阿Q精神"，让自己成为精神世界里的英雄，久而久之，成了思想上的巨人，行动上的矮子。而更为不幸的情况是那些意志和自信被摧毁的人，在反刍思维中，人们更容易被失败情绪所控制，在反复的回忆中放大自己的挫败感。原本只是一件无足轻重的小事，却在咀嚼中变成宇宙毁灭般的大事件。

"反刍性思维"对一个人无疑是一种打击，而且是"连续无差别攻击"。不管什么时间，不管什么事，都可能展开一场无休止的循环电影，只有到了筋疲力尽的时候才会停下来。最容易引起"反刍性思维"的情景有这几种：

后悔：对自己在某件事情上的反应或决定不满，产生自责感。

羞耻：因为受到别人的言行羞辱或在某件事上的失败，导致的羞耻感。

愤恨：由于心理上的不平衡、嫉妒等心理所产生的愤恨感。

忧虑：因为对产生的后果、威胁等负面情况的不确定，所引起的焦虑感。

委屈：因承受误解、冤枉、欺凌、嘲笑、藐视等，内心的委屈感爆棚。

这几种常见的诱因，每个拿出来都能独当一面，有过"反刍性思维"的朋友，应该一下就能找到归属感。其实它也是病，不赶紧调整，就会消耗掉你的情绪能量，还会产生社交焦虑，甚至让你的人际关系支离破碎，更严重的还会诱发抑郁，引发一系列健康问题。所以，千万要记住一点：反思当然可以，但千万别反刍。

了解了"反刍性思维"的特点、来源及危害，我们该如何对抗它呢？其实，对付这种问题，每天做个小练习也很有效果。每天尝试自我鼓励，进行自我对话。多用"我可以""没什么大不了""会过去的"这样的话来激励自己。另外，给自己制订一个计划，把自己的生活安排得精彩一些，自然而然就会远离那些令自己焦虑的事情。还可以参加一些社会活动，鼓励自己加入社交，积极向上的氛围最容易克服消极情绪。必要时，不要拒绝专业人士的帮助，维护健康没有什么丢人的，相反，讳疾忌医才是。

反内耗二三说

1. 不开心一次就够了，为什么还要不停地让自己不开心？

2. 别和重要的人计较不重要的事，也别和不重要的人计较重要的事。

3. 活在过去的人爱抑郁，活在未来的人爱焦虑，只有活在当下的人，什么都不惧。

第二章

改变人生，
你需要这些"超能力"

越过越差，是因为学不会放下

人们总是问自己：到底活着是为了什么？答案自然因人而异，有人为了追求成功，有人为了积累财富，还有人为了实现自己的梦想，也有的人漫无目的……你有没有在感到迷茫的时候问过自己同样的问题呢？你的回答又是什么？如果让你放下这些执着，你做得到吗？先别急着回答这些问题，我们先讲一个故事，请你深思熟虑之后再来回答。

在一条历史悠久的老街上，有一家祖传的打铁铺，老板是个白发苍苍的老头。打铁铺平时生意不多，老头也从来不吆喝，平时就靠打一些小玩意儿为生。闲暇的时候，老头就喜欢坐在铺子门口，一边听着收音机，一边喝着茶水，看上去乐呵逍遥。一天，一个倒腾古董的商人从打铁铺门口经过，一眼就看中了老头桌上的茶壶，便开出高价想要收购。老头虽然有些心动，但还是拒绝了古董商人的要求，因为那是他爷爷留下来的东西，他舍不得卖。

夜深人静时，老头打量着这把陪伴了他几十年的茶壶，一时间思绪万千。一面是怀念的爷爷，心爱的陪伴，一面又是巨大的诱惑，一向乐观的他这一夜却辗转难眠了。几天后，古董商人又来了，这次他把价格翻了一倍，觉得这次势在必得，直接把钱放在了老头桌上。这一举动引来了很多围观者，老头却不以为意，他走进屋去，拿出他的打铁锤，三两下就把茶壶砸得粉碎。周围顿时变得鸦雀无声，大家面面相觑，不知道老头为什么会有这种举动。过了很久，老头的表情才渐渐释然，他看着桌上的茶壶碎片慢悠悠地说："过去，这把茶壶带给我的是开心和清静，现在虽然它很值钱，却让我整日心神不宁。因为知道了它的价值，我开始担心有人惦记它，所以原本随手放在桌上，现在却要随时防备它被人偷走。原本没人关注的破茶壶，现在却成了稀罕物，人人都想看看它长什么样，人来人往地让我这里成了杂货铺。也许只有卖掉它我才能清静，但我真的不忍心卖掉它，所以不如放下，这样就都踏实了……"打这之后，老街上又恢复了宁静，仿佛什么也没有发生。打铁铺也回到从前的状态，老头依旧悠然自得地坐在门口，桌子上换了一把崭新的茶壶。据说，老头一直活到100多岁。

好了，故事有点长。而你从里面读懂了什么？前面的问题有答案了吗？其实，古人们早就给了我们标准答案，只是我们被欲望和执念蒙蔽了心智，没有听进去罢了。曾国藩曾说："既往不恋，当下不杂，未来不迎。"短短的几个字却说尽了人间最难做到的事情——放下。人生就如同一次探险，只有轻装上阵才能无比轻松，如果感到沉重，你就需要拥有"放下力"。有些人不懂得舍弃，每有小收获就会收进行囊里，一路上身上的担子越来越沉重，最后陪伴他的只有举步维艰。这样的人永远也抵达不了心灵的绿洲，不懂得舍弃，是他前进路上最大的阻力，无论有多大的决心和毅力，也注定走不远。

放下是一种智慧。只有大智慧的人才懂，丢掉那些沉重的包袱，就等同于丢掉烦恼，不再难过、疑虑、猜忌和担忧，无忧无虑才是一种理想境界。放下欲望，才能变得明智；放下羞耻，才能放开手脚；放下失败，才能重新成功；放下烦恼，才能拥抱快乐人生。

放下是一种勇气。有时，我们恰恰需要从零开始，一个让自己陷入内耗却又无比想要得到的东西，就像捧在手心里的"烫手山芋"，扔与不扔，都需要点决断和勇气。扔就代表舍弃之前的努力，不扔就要继续忍受煎熬。所以不如果断点，拿出敢于放下的勇气，既然难过，倒不如从头来过，打破困局才能有所突破。

放下也是一种希望。在徘徊、犹豫、纠结中，你还能看到未来吗？它们就是阻隔你与成功的大山，它们就是诱惑你的迷雾，只有懂得放下，才能看清前方的路。放下不切实际的期待，放下执着不甘的幻想，放下虚无缥缈的过去，剩下的才叫希望。

到这里，老铁匠的做法就不再显得那么不懂世故了吧？与金钱一样，感情和梦想一样也是一把双刃剑，如果过于难以割舍，也可能成为捆绑自己的锁链。放下并不等同于成为冷血动物，而是要合理地取舍，别被执念带来的压力拖垮。有时候情节就是心结，不抛开旧思想，就没办法快步向前。有时候架子也不一定就是面子，放下架子的人一样有面子，但死要面子的人到最后都没了面子。如果你所坚持的已经让你伤痕累累，不如将它们彻底砸碎，该放下就放下，除了生命，还哪有什么值得在意的。

反内耗二三说

1.放下并不等于无能为力，而是经得起诱惑，沉得住气。

2.心灵的房间也需要经常打扫，否则也会落满灰尘。

3.学会放下会让人上瘾，你会发现，轻松才是最难得的东西。

懂得"情绪过滤"的都是高人

内 耗 者 说

> 我的头脑就像一个情绪收集器，无论什么样的情绪，它都来者不惧。
>
> 不过，它好像被塞满了……

总有人会问："我为什么总是过得不如意？"这是一个耐人寻味的问题。如果要我回答，当然是"想得太多，要得太多，在乎得太多而已"。实际上，生活远远没有我们想象得那么难，有些人却在痛苦挣扎，动不动就抱怨生活没有理想中幸福。那不是生活太累，而是你的内心太疲惫，思想被情绪占得太满，哪里还有储存幸福的空间？

所有人都知道，喜、怒、哀、乐是人类最基本的情绪。在潜意识中，大家都会认为"喜"和"乐"是对人有益的情绪，而"怒"和"哀"都是不好的坏情绪。但事实上并不一定如此，它们都有自己的两面性："喜"可以让人激动，也可以让人过度自信；"怒"可以让人生气，也可以是一种动力；

"哀"让人黯然伤神，但也可以成为日后的鞭策；"乐"可以让人畅快，但也有乐极生悲。任何情绪都是双刃剑，正确对待它们的方式，不应来者不拒，而要及时过滤，留下好的去除坏的。告别幸福焦虑最好的方式，就是掌握"情绪过滤"。

曾经做过这样一个实验，研究者让一个心情不错的人和一个情绪低落的人在同一间屋子相处，然后观察他们的情绪状态变化情况。仅仅过去了不到半个小时，那位好心情的研究对象也变成一副闷闷不乐的样子了。研究者为了证实实验的准确性，先后又更换了几批研究对象，结果全都在半个小时以内发生了同样的变化。人们称这种现象为情绪传染，那些垃圾情绪就好像难以消化的食物，会让你出现消化不良，愤怒、纠结、惆怅、迷茫等，这些都是情绪堆积所导致的不良反应。只有过滤掉那些"不必要、不适宜、不好受"的不良情绪，才能根治疲惫不堪和心神不宁，避免受到情绪污染。过滤掉情绪消极的一面，多把注意力集中在其积极的一面，或许是一个不错的办法。曾经听说过这样一个有趣的故事：

一个学生，平时学习成绩名列前茅，在同龄人之中属于佼佼者。一次，他去参加一个学校的考试，通过会被顺利录取，否则就只能卷铺盖回家。考试前他信心满满，也做了充分准备，感觉这次考试十拿九稳。但考试过后，他和同学们坐在一起分享答题过程后才发现，自己有九道题的答题方向出现了偏差。考试共有 50 道题，如果错了 9 道题，恐怕已经决定了他与这所学校无缘。同学们也都替他惋惜，他的情绪瞬间就被沮丧、懊悔、不甘所占据，很长时间都没有好转。像他这样优秀的人，突然遭遇了这样的挫折自然无法接受，思绪整天被这件事占领着，一直都无法释怀。后来，考试成绩通知发布了，他竟然顺利地通过了考试，这让他备感惊喜。更让他感到意外的是，录取通知上写着这样一段评语："恭喜你答对了 41 道题，你是所有参加考试的学生中最优秀的！"

有些时候，人的思考模式习惯于片面的和消极的。人们总是觉得世事不公，自己有一身才华，却得不到一鸣惊人的机遇。但，人们很少去正向思考，如果这种机会摆在面前，自己有没有驾驭它的能力？有没有拿下上亿元项目的底气？具不具备和世界顶尖商业大佬同桌谈判的资本？如此不切实际，还不如看看周围那些高手们吧，为什么他们就能如鱼得水，蒸蒸日上？那是因为他们早就学会了情绪过滤，没有情绪感染，就不会有坏情绪牵扯他们前进的步伐。所以，懂了吗？不是没有机遇，只是机遇稍纵即逝，在你忙着消极和内耗的时候，机遇早就悄悄溜走了。

反内耗二三说

1.过滤掉不切实际的欲望，才能让自己保持专注。

2.屏蔽掉那些扰乱心神的声音，才能让自己更有方向。

3.筛除反复纠缠的负能量情绪，才能让自己更加平静。

"钝感"也是一种免疫力

> **内耗者说**
>
> 我的内心就像一棵树，早在别人的一言一行中，被连根拔起……

有句话叫"敏感的人爱胡思乱想，心软的人爱自讨苦吃。"话虽然很糙，倒也入木三分。但仅就情绪而言，敏感的人确实过得一点都不平淡。

既然天生敏感，自然是逃不过容易受情绪感扰的宿命。这也导致几乎所有人对敏感人群的印象都是纠结的，经常被负面情绪所包围，看上去大脑疲惫，活得很累的那群人。但是，敏感人群并不是没办法成就大事，相反，他们更能成就大事，因为他们对于事情的直觉最敏锐，观察也更细致入微，这是普通人所没有的特质。但敏感人群想要摆脱那些不良情绪的羁绊，有所成就还需要修炼一种特殊能力，那就是"钝感力"。

"钝感力"这个词是日本作家渡边淳一提出的。所谓"钝感力"就是讲究迟钝所带给人们的精神力量。这是作者所强调的一种大智若愚的人生智慧，也代表人们在逆境和困局里的耐受力，削弱自身敏感细胞，提倡人们通过改变心境，逐步提高对负面事件和负面情绪免疫力的一种概念。"钝感力"火爆的原因，是因为它所倡导的理念，迎合了当今社会中普遍焦虑和内耗的现实，成为现代人对抗不良情绪，提升幸福感的心灵"麻醉剂"。但你真的了解钝感力吗？

　　"钝感力"三个字读起来容易，但做起来却需要一点耐性，也需要一点勇气。我们经常抱怨上班累，觉得生活中 80% 以上的痛苦都来源于上班，实际上这种情绪本身就是毫无意义的内耗而已。有没有勇气"裸辞"？敢不敢跟领导叫嚣？结果话到嘴边只能往肚子里咽，因为不上班就没法赚钱，不赚钱就没法生活，那何必要去内耗？为什么要去抱怨？连三岁小孩儿都懂的道理：累了你就多睡觉、多吃饭呀！所以，对抗这种情绪，恰恰需要多一点钝感力，对工作的辛苦和委屈迟钝一点，对自己的成绩和收获敏感一点，就有了获得感，自然就不会再有那么多不平衡和抱怨。同理，对家庭琐事迟钝一点，对家人的关怀理解敏感一些，专注于提升家庭幸福感不是更好吗？与人交往中，对谁付出的多少迟钝一点儿，对彼此带给对方的情绪价值敏感一点儿，友情就会更有归属感。总之，感觉是自己给自己的，你看它是什么样子，它就给你什么反馈。不是有一句话吗？"开心也是一天，不开心也是一天，为什么要不开心呢？"看似是"废话"，但这不正是"钝感力"所需要的吗？

其实，有些人天生就该具备敏感力，那是发现世界的源泉，也是观察一切的眼睛。但敏感力也会让他们倍感疲惫，因为敏感人群接收的信息通常很全面，其中也包括容易引起焦虑的负面信息。"钝感力"对于敏感力爆棚的人来说，就是救命稻草，能解决他们实际生活中的真实需要。"钝感力"不仅仅需要削弱对外界的敏感，也需要削弱来自内部的敏感。比如你在关注别人是不是对你有意见的同时，内心也在不断让不满和猜忌膨胀。所以，让自己变得"迟钝"的最好方式，就是既不去理会别人对你的看法，也要给那些不必要的内心活动和感受脱敏。

虽然，"钝感力"讲究"迟钝的力量"，但它的本意并不是让人变得麻木和冷漠，而是降低对负面信息和负面情绪的敏感度，勇敢做自己，从而保持对生活的积极和对外界的友善。有一个小故事很有意思。

一个很有名气的画家，画了一幅画。有一天，他突发奇想地把这幅画挂到了外面，让来往的人们观赏。他特意在画作的旁边放了一支笔，还附带了一个简短的说明，让人们用笔标记出画作要改进的地方。几天后，画家来到画作前，令他无比惊讶的是，这幅画上已经标满了记号，密密麻麻触目惊心。这件事严重地打击了画家的自信心，他开始自我怀疑，不断否定自己的能力。一个朋友看到他这种状况，很是担忧，于是给画家出了一个主意。朋友告诉他说，你再把这幅画画一遍，然后再挂到相同的地方去。画家很疑惑，但好奇心让他照着做了。他画了一幅一模一样的画，还把它挂到了当初那个地方，同样在旁边准备了一支笔。又过了几天之后，画家又来到挂画的地方，他惊奇地发现，画作上又被标记上了密密麻麻的记号，当时他的心都快要碎了。可是，当他阅读了画作旁的说明之后，脸上露出了久违的微笑。上面写着："如果你觉得这幅画哪里精彩，就请用笔标记出来。"原来，这次画作上密密麻麻的圆圈，都是对他的赞美，果然画家又恢复了自信。

画家一定明白了一个道理，这世界上没有完美的人，也没有让所有人都满意的事情，有赞美就一定会有批评。而对于不断焦虑和自我怀疑的那个你来说，也应该明白，学会迟钝的重要性。不再对别人的评价那么敏感，做一个既不会因批评而沮丧，也不会因赞美而骄傲自满的人，才是真正的理性。"大咧咧"也是一种免疫力，至少不会让你的心灵生病。

反内耗二三说

1. 专注于提升自己，是增强"顿感"的最好方式。当你逐渐变得强大时，就不会那么在意外界的声音。

2. 让自己活得舒服，才是对自己最大的尊重，而不是从别人的评价中找寻尊严。

顶级的自爱是自己治愈自己

内耗者说

> 越来越不喜欢现在的自己。
>
> 感觉好无力，好难受，好想哭，却不知道是因为什么……

我们都知道，每当受伤或者感冒，身体很快就会进入修复状态，只要不是特别严重的损伤，不久后我们就会痊愈。这全都得益于人体强大的自愈能力，正是这种能力在关键时刻守卫着我们的健康。但如果是心理受伤，会是什么样的情况呢？

心理受伤的表现多种多样。有些人，一到夜里就辗转难眠，白天也提不起精神；有的人，心中总泛起莫名的失落感，感觉未来迷茫，心里经常很慌张；还有的人，时不时独自流泪，觉得人生失败，被无助感纠缠着；甚至有些人，心态几近崩溃，歇斯底里，就好像变了一个人一样……显然，面对这些因心理问题所造成的伤害，人体自身的修复力对此是无能为力的。所以，我们都需要修炼一个强大的心脏，除了能抵抗坏情绪的侵扰，还能让我们的情绪具有自我修复能力，这就是神奇的自洽力，它取决于一个人的心理韧性。

曼德拉曾经说过："生命最大的荣耀不是从来没有失败，而是每次失败后的不断奋起。"其实，人生本来就是一个不断摔倒，不断爬起来重新上路的过程。在这个过程里，情绪必然要经历各种波折，情感的伤口在反复地撕裂中重生。这就是强化心理韧性的必由之路，人们总说变得坚强，实际上就是心理韧性提升的结果。如果还不明白，那就仔细回忆一下，每个人都有过离别和失去的痛苦经历，或者失去身边重要的人，或者失去对自己意义非凡的东西。而那时的你，是如何从难过和消沉中走出来的？这个从无法接受到接受现实的经过，就是心理韧性进化的过程。而且，随着生离死别经历得越来越多，绝大多数人对死亡的恐惧感会越来越低。看似麻木的状态并不需要担心，这反而是一件好事，因为心理韧性已经适应了这种情形，大概率不会再陷入"生离死别"的痛苦漩涡中无法自拔了，这才是真正的成长。有些事就是这样，无法逃避，也无法改变，能做的只有接受和顺其自然。所以"心理韧性"的本质就是一种心态，只有承受得起，才能熬得过去；只有不畏惧，才不存在压力。

从前，有户人家的菜园里埋着一块石头。石头露出地面一截，经常把来往的人绊个跟头。这家的小儿子很奇怪，既然这

44

么不方便为什么不把石头移走，还要放在那里碍事呢？于是，小儿子跑去找爸爸，把想法说了出来。爸爸很无奈，漫不经心地说："你这个问题，早在我小的时候，就向你爷爷问过了。你爷爷告诉我，那块石头已经不知道在那里多久了，如果能挖得动，恐怕早就挖走了。真要是去挖，还不知道要付出多少，有那个闲工夫，还不如走路时多注意一些呢。"听了父亲的话，儿子觉得说得有道理，于是就打消了挖走石头的想法。后来，这家人的儿子也长大了，娶妻生子，过着幸福的生活。一天，小孙子跑进来气冲冲地说："爸爸，院子里的石头为什么不挖走？放在那里真的好碍事啊，我都被绊倒好几次了！"他爸爸学着自己父亲当年的样子，无奈地说："这个石头已经很多年了，打你曾爷爷那时候就已经在那里了。如果要是能挖得动，还能留到现在吗？有那个工夫挖石头，还不如小心一点。"儿子听了，沉思了一会儿就走了。他找来妈妈，两个人二话没说就开始挖石头。娘俩原本以为要挖上几天，没想到没一会儿就把石头给挖出来了。

这个故事背后所隐藏的道理，就是对情感韧性的错误认识的情况。有时候，我们的焦虑情绪，就好比那颗石头一样，无时无刻不阻碍着我们的人生。但在逃避心理的作用下，我们会选择对它们视而不见、置之不理，就如同故事中的爷爷和爸爸，不是选择积极处理，而是用心理回避或情绪抑制逃避或压抑它。看似这种情绪被化解了，实际上它只是被隐藏在深处，不知道在什么情况下又会死灰复燃，甚至产生更大的伤害。这种情况，和我们说的心理韧性是有本质区别的，万万不能混淆。心理韧性或情绪自愈是以提高对不良情绪的消化为目的，从根本上避免内耗的产生。用故事来解释就是说"把石头搬走"才是真正的情绪自愈，而放任不管，就叫心里回避。

那么，我们该如何做到情绪自愈，又该怎么提高心理韧性呢？其中包含了三个重要方面：自我效能、成长型思维和自我调控力。自我效能，说白了就是能够把一件事做成功的信念，也就是"自信力"。更为有趣的是，经过研究发现，已婚男人的自我效能比未婚男人要强很多，而且这也导致了他们比未婚男人的平均寿命多了足足7年。成长型思维，通俗一点解释，就是要相信"努力大于天赋，失败乃成功之母"。用这种思维去看待挫折，自然也就不会产生内耗情绪。锻炼自我调控力，就是提升对心理和行为的掌控能力，这是进行情绪调节的阀门。

情绪自愈虽然看起来困难，但实际上并不复杂。关键还是要做到改变心态，多用积极的角度思考，少钻牛角尖；多看重个人成长，少计较得失；多换位思考，少怨天尤人，做到这些，你的内耗就少了一半。

反内耗二三说

1. 自信、勇敢和自我管理，是打败焦虑的"三剑客"。

2. 几乎所有的内耗情绪都源于压力，所以对抗它们的关键就是如何看待压力。

人生很短，别把心装得太满

内耗者说

我的心里装满了"不平衡"，早已装不下别的东西了……

有一位禅师，据说十分有智慧。一位大学者，特意前去拜访他，向他请教佛法。一开始，禅师并没有露面，由他的弟子负责接待学者。那位学者自觉造诣和地位都在禅师的弟子之上，所以表现得很傲慢。后来，禅师出来接待学者，学者又开始喋喋不休地说着自己的理论。禅师没有说话，只是默默地为学者倒茶。可是，直到茶杯被倒满，茶水溢出来为止，禅师也没有停下来的意思。学者赶紧提醒禅师说："大师，茶杯已经满了，别再倒了！"禅师看着学者，似笑非笑地说："是啊，既然满了，何必还要继续往里倒呢？"学者显然听出了禅师话中的含义，便惭愧地不再说话了。

这个故事，便是"空杯心态"一词的起源。禅师的表达虽然隐晦，但蕴含深意。他是在告诉学者：如果不能放低姿态，那就无法接受新的东西。这个概念，放在心理学之中也同样适用，一个装满的杯子，不停地往里面加水，唯一的结果只能是溢出来。假如把杯子换成一个人的内心，再用坏情绪塞满它，还能再装进别的事情吗？显然答案不置可否，一旦一个人的内心总被各种各样的负面情绪所占据，就算遇到好事情，也无法走进他的内心。只有定期让焦虑和压力"清零"，才会为好情绪腾出空间，内心里才会充满光明。

其实，我们对"空杯心态"还有另一个版本的理解，这就需要从内耗所产生的根源说起。人们之所以会有情绪内耗，产生各种各样的情绪，缺乏自信是其中最重要的原因之一。有的人担忧未来的前途，有的人纠结自己的选择，还有的人在意别人的眼光，这些统统都是不自信的表现，在你心中积压的负能量情绪中，总能找出不自信的影子：因为不自信而迷茫；因为不自信而自卑；因为不自信而难过……所以我们才有那么多拧巴的想法，解决掉这些烦恼的办法也非常简单，要么不去想，要么自信起来。很明显，不去想是做不到的，不然就不会内耗了，那就只剩下"让自己自信"一条路了。到底什么会让你自信？这条路的捷径当然就是不停地学习，时刻让自己保持不满的状态，不停吸纳知识和经验，不断变强就是打败自卑的杀器，是防御思想内耗的铁布衫。

有相当一部分久经沙场的老职场人都有过前面那位学者的

心态，他们往往不能认清现状，总是抱着已经过时的经验沾沾自喜。然而，现实从没饶过谁，他们故步自封的代价，就是面临被新生力量所取代的危机。于是，各种烦恼和焦虑开始占据他们的内心，他们感觉留给自己的生存空间越来越狭窄，最终不是继续忍受，就是马上走人。其实，老天没有给任何人绝境，只要换个角度看，总能找到问题的突破口。很久之前就流行一个词叫"充电"，这就是"空杯状态"最好的诠释。识别自己知识体系里的"老古董"，随时与时俱进、吐故纳新，这样的人就能永远拥有强大的自信，又怎么会焦虑？

"空杯状态"可以理解为是一种心态，它可以让你把世界变得宽广，用最好的状态和最宽容的视角迎接变化。而变化就意味着转机，能帮你打破现实的束缚，进入新的发展空间。守旧就等于禁锢自己，不敢向前又哪里来的柳暗花明？然而，许多人曲解了"空杯状态"的理念，把它变成"熊瞎子掰苞米"，简单粗暴地清空可不是它的目的。我们所讲的"空杯"并不是真的空，而是让坏情绪清零，对成长和改变保持敬畏和谦逊的态度。单纯把"空杯"理解成"清空原来的，加入新的"是非常片面的，"留下好的，不断吸纳新的"才是这种状态的理想型。

有句话叫"在自己的世界里，每个人都是对的"。所以，以自我为中心，觉得别人都不对的人，都该检讨一下自己。因此，"空杯状态"也是打散自己原有的认知体系，对接他人世界观的一种态度。放下架子，放下你的认知，先学会倾听，这也是故事中的那位学者没有领悟的精神。骄傲自满的人往往不会聆听，甚至没有了解就急于否定别人，这其实正是这类人烦恼的来源——因为以自我为中心，所以听不进去不同声音。"空杯"就是情绪中的去中心化，只有让自己再做回新人，谦虚才能让人学会包容与倾听。

诗人泰戈尔说："有一个夜晚，我烧掉了所有记忆，从此我的梦就透明了；有一个早晨，我扔掉了所有的昨天，从此我的脚步就轻盈了。"我们不断地期待明天，却总是忽视当下，于是成了烦恼的源泉。不要对过去念念不忘，也不要对未来惴惴不安，只有时刻保持未满，才能把当下过得更加圆满。

反内耗二三说

1. 空杯心态之一："放空"坏情绪，迎接好心情。

2. 空杯心态之二：清理旧知识，补充新学问。

3. 空杯心态之三：放下所有成就，用新人心态聆听。

"证明自己"——最低水平的勤奋

内 耗 者 说

也许真的没人需要我。

不过，可不可以告诉我？

我到底该是个什么样的人……

在我们的生活里，有一个很多人都会陷进去的逻辑误区，那就是"向他人证明自己"。现实其实很残酷，没人需要你来证明，你也不需要向任何人证明，因为这么做的最终结果只有一个——把自己彻底搞焦虑。

"做自己"这个话题，又是老生常谈了。但令人无奈的是，依旧有那么多人，把自己捆绑在展示自我的舞台上，不断在实现自我价值和内耗之间徘徊。

陈辉一直从事技术工作，资历和能力都很不错。他的目标其实很简单，就是想拥有一份稳定的事业，实现自己的人生价值。但好像命运总爱和他开玩笑，事业上总是缺那么一点运气。每每工作刚有些起色，就会遭遇变化，他也只能兜兜转转，公司换来换去。

一天，一位曾经的老上司联系到他，希望他能加入自己所在的公司。陈辉听后很高兴，二话没说就从现在的单位离职，投奔那位老上司去了。入职后，老上司对他很照顾，还把他提拔为技术总监。陈辉很感激老上司的赏识，暗下决心要把这里当作自己的职业归宿。为了给老上司"长长脸"，他将之前共事的同事们召集过来，扩充技术团队；每一个项目他都亲自参与，亲自把关；和其他部门同事沟通时都保持微笑，有求必应……陈辉想把每件事都办得漂漂亮亮，其实只是为了一个目的——向老上司证明，他没有看错人。然而，事情并非他所想的那么美好，他的一举一动在老上司眼里全都变了味儿：扩充团队明明是在培养亲信；亲自参与项目无非是为自己树立威信；与同事们保持良好关系，那是想拉帮结派，架空自己，这哪里是证明自己？分明是想要"取代自己"。很快，老上司不再信任他，不仅处处提防他，经常对他无故挑剔，还专门为他培养出一个竞争对手，不断对他进行"边缘化"。陈辉很无助，他开始觉得身边的人对他充满了敌意，内心逐渐产生自我怀疑，甚至觉得自己什么都做不好，每天都活在焦虑和自我斗争之中。终于，他再也无法忍受这种压抑的环境，提出了辞职。

直到陈辉远离职场之后，他才明白一个道理："低自尊"

才是毁了他的根结所在，并不是老上司在 PUA 他，而是他一直在 PUA 自己。

以这件事为例，只是想论证一个问题：证明自己到底有没有那么重要？努力工作、实现价值，这是我们一直接受的教育，但到底是什么让一个努力证明自己的人失去了价值？答案正是"低自尊"。"低自尊"并不是自尊心很低的意思，而是将自尊放低的一种状态，他们敏感、缺乏自信、没有主见，又喜欢证明自己。在低自尊的人眼里，努力就该被认可，这其实是非常"要命"的逻辑。"我要表现得很优秀"只是一厢情愿的想法，只因为混淆了一件事——别人需要你的价值，而不一定是你的优秀，优秀不等于价值。比如，你是一名经济学的博士后，你发表过很多学术论文，是经济领域非常优秀的专家。但你所工作的公司，是一家广告公司，此时，你的优秀和价值还有关系吗？当然没有，所以才会有了急切想证明自己优秀的想法。所以，低自尊思维就是这么工作的，明明只需要把一件事做好，却偏偏要求自己做到优秀。但是脱离实际和能力的上进就不叫上进，而是一种自我设限，这才是焦虑缠上你的根本原因。

与"低自尊"相比，"高自尊"就完全没有这些烦恼，他们是一群对自己有较高评价，敢于接纳和肯定自己的人。"不在乎"就是他们最典型的特征，不在乎别人的评价，不在乎有没有人认可，更不在乎别人的眼光。"高自尊"的人给别人的印象永远是阳光、开朗、勇敢、自信、热情、敢爱敢恨，甚至还有那么点"自恋"的人；"高自尊"们有自己的主见，不愿意为了证明自己就去迎合别人，所以你的意见也很难改变他们；他们也很少嫉妒、猜忌，因为自己过得好才是他们关注的焦点；高自尊的人情绪更稳定，更容易做出理性的决定，很多成功的人其实都有"高自尊"的特质；这类人很容易成为"斜杠青年"，自信能让他们在各种领域崭露头角，成为跨领域人才；而且，高自尊人群往往来自一个充满爱、赞美和认可的原生家庭。无论从哪个角度看，"高自尊"都是内耗最大的敌人。

形成"高自尊"性格的环境，并不是一件可以完全复制的事情。但也不必因此而灰心，我们可以尽量避免成为"低自尊"。尝试从下面三点开始，慢慢你会发现，人生正在悄然改变。首先，一定要有自我认同感，关注自己的价值，懂得犒劳自己。其次，永远不要自我否定，专注于解决问题，而不是挑自己的毛病。最后，重视自己的进步，别和他人攀比，越优秀的人，你越要和他成为朋友。

不管是"高自尊"还是"低自尊"，其实都不能过度，过于"高自尊"叫自恋，过于"低自尊"则叫自卑。所以，最后还是要回到最开头的那个话题：也许你最好的状态不是被谁认可，而是始终能做你自己。

反内耗二三说

1. 不要用证明的心态去寻求认可，那是"低自尊"的表现。

2. 别人需要的是你的价值，与是否优秀无关。所以，优秀的人不一定有价值，有价值的人也不一定优秀。

3. 上进可以，但不要自我设限。

想活得洒脱，先学会说"不"

内 耗 者 说

　　我的字典里没有"拒绝"二字，但我依旧没有朋友……

　　这么多年，一直有一个问题萦绕着我：拒绝到底需要勇气吗？看上去这是一个索然无味的问题，但我相信这才是很多人都感觉不快乐的症结。面对甲方漫无边际的需求、上司不断加码的苛责、同事非分无礼的要求，你是不是真的说出过"不"？如果没有，又到底在害怕着什么？就连街边素不相识的推销员都不能开口拒绝，这还跟勇气有关系吗？

　　我们从小就知道助人为乐是美德，却从来没人告诉我们，助人为乐的底线到底在哪里？然而，现在要告诉你的是：拒绝有时候是一种必要，甚至也是一种自救。从狭隘的角度来讲，不懂拒绝的人在观念上都很保守，给自己锚定了一个看似不错的人设——好人。在这样的设定下，没有达成别人的期望，就是"坏人"，这就是他们的底层逻辑。从广义的角度上讲，不懂拒绝的人往往活得模棱两可，不能正确甄别好与坏，做事缺乏主见，整天在别人的脸色下生活。"人生最悲哀的事，莫过于失去自我"幻想用付出去换得别人的接纳，其实等同于牺牲自己的自尊让别人快乐。我们接触过太多"涌泉相报""投桃报李"的思维模式，所以就在内心种下了对知恩图报的期待。但现实不是童话剧，并没有那么多光鲜亮丽的剧情，你的一片赤诚，很可能只是别人眼里的"傻白甜"。

这里所强调的拒绝，并不等同于冷漠，而是要懂得拒绝为难，善良不是赠品，要留给值得的人。若是助人于危难，请尽管亮出你的"好人卡"；但假如是感情的错付，还何苦继续纠结？你有没有经历过？下班时同事跑过来，把临时任务交给你，自己却跑去和对象约会？你有没有遇到过？上司让你陪他出入各种饭局，动不动就用升职加薪来诱惑你？你有没有感受过？八竿子打不着的亲戚，突然打着祖宗和你父母的旗号前来投奔你？最后，你的无私帮助有没有得到以心换心的结局？你的左右逢源有没有等到该有的兑现？你的"有求必应"又有没有盼来珍惜？

有个叫阿美的企业白领，她是个"同情心泛滥"的典型，就是人们常说的"菩萨心肠"。原本的阿美，对别人的要求一向来者不拒，总是包围在别人的赞美声中，让她有了找到人生价值的错觉。

一次，阿美供职的公司因为经营问题濒临破产，由于她所管理的部门属于非营利部门，因此整个部门都遭遇了裁员。其中有个女孩，曾是她的得力干将，阿美对她也从来没有吝惜过帮助和提拔。女孩的父亲很刻薄，所以为了避免矛盾，失业后，女孩一直承受巨大的心理压力瞒着家人。为了让家人以为她还在上班，女孩恳求阿美的帮助，每天白天就待在阿美家里，晚上再跟着下班的人潮一起回家。尽管阿美觉得男友会很不方便，但碍于情面阿美并没有拒绝。就这样持续了一段时间，阿美一直在努力地找工作，只要阿美有了面试机会，她也会带上女孩一起，想给她也争取一些机会。可是，用人单位只看中阿美的能力，并不想接纳女孩，阿美因此丧失了很多次机会。但功夫不负有心人，阿美经介绍，得到了入职朋友公司的机会。因为朋友在公司比较有话语权，阿美把女孩也介绍了过去，朋友没有拒绝，答应给女孩面试的机会。阿美很高兴，这个结果两全其美，不仅解决了工作问题，女孩也能继续做自己得力的助手。可世上哪有那么多完美的结局，很快阿美就得知了女孩没被录用的消息。阿美无论如何也想不明白，原本只是朋友一句话的事情，为何却莫名其妙地鸡飞蛋打了？更让阿美感到意外的是，女孩竟然开始怀恨在心，她觉得阿美串通朋友上演"金蝉脱壳"，目的就是想甩掉她这个"拖油瓶"。而阿美从朋友那里得到的答复却是另外一个版本，他告诉阿美，女孩并没有什么上进心，看上去对待工作很消极，所以没有录用。

从此，女孩和阿美断了联系，阿美想到心力交瘁也没有想明白其中的原因。但碍于和朋友还得继续相处，她就把这件事深深地埋在了自己心里，慢慢变成她的一块心病，时不时就会让她感到一阵一阵的心痛。

很显然，阿美的好人做得并不成功。究其原因，是因为她并不知道，把压力留给自己，却被别人辜负是一种怎么样的痛。女孩的误解成了她心中的一块伤疤，也变成引发内耗的导火索，如果当初能在适当的时候就划清界限，又怎么会有日后被误解的纠结。所以，拒绝并不代表冷酷无情，有时候"怕伤感情"很可能也是在伤害感情。在经历了类似的几件事之后，阿美也才渐渐从不断的受伤中感悟：对别人说"不"，远比承受这些误解和伤心要好受得多，她再也不敢轻易触碰那个曾经让她无比疲惫的光环了。

回到最开始的问题上，拒绝到底需不需要勇气？答案当然是：不需要！拒绝需要的是智慧，是底气。有句话说得直击心灵：没有不能拒绝的人，只有不懂拒绝的人。你必须明白一个道理：一旦廉价的善良越了界，贪婪就有了生长的温床。被面子套牢，因为害怕一时的为难，而让自己一生都为难，这样的人生也必定写满了不甘和遗憾。

反内耗二三说

1. 如果不好意思拒绝，就试试幽默。幽默是这世上最委婉的语言。

2. 如果不忍心拒绝，就想想这句话：它能帮你省掉99.99% 的麻烦。

3. 如果不知道怎么拒绝，就学会转移补偿，用最小的代价挽回对方。

找到"边界感"，就找到了情绪开关

内 耗 者 说

我的心从来就没有围墙，就像一座谁都可以随意进出的院子，让我没有一丝安全感……

很多人都在寻求走出内耗，实现心灵自由的方法。但人们却把注意力过分集中在如何解决让自己焦虑的事情上，却没有重视引发内耗的真正原因，借用中医中的名词来说就是"治标不治本"。比如，有些人很讨厌团建，一到公司组织团建活动，他就抓耳挠腮地坐立不安。想解决这类事情引发的内耗，可以选择提高自己的交际能力，也可以选择直接拒绝，这些做法都能减轻社交带来的心理压力。但有些人，既没有勇气拒绝，也没有决心改变，偏偏选择被动接受坐在一边当"透明人"，结果让思想内耗成倍增加。所以，对抗情绪内耗有的是办法，关键看自己怎么选，树立边界感就是众多方法之一，它能从根本上帮我们解决很多情绪问题。

《论语》中有一句话叫"己所不欲，勿施于人"。这句话的意思是说：连自己都不想接受的事物，一定不要强加给别人。其实，这句话反过来也一样适用，就叫"人所不欲，勿施于己"，别人不想接受的，也别强迫自己接受。这两句话，其实都阐明了一个道理——做事要保留边界感。那么，到底什么是边界感呢？边界感在心理学上是一种心理上的安全距离，各自保留精神上的私密空间，彼此都不会冒犯。边界感所涵盖的方面很广，包括情感边界、社交边界、空间边界和物质边界等。

为什么树立边界感如此重要？边界模糊的情况，在我们的生活中非常常见，你一定有过与之相关所带来的困扰。比如说岳父岳母或者公公婆婆来家里住，大事小情都要管一管，因为生活习惯的不同，长辈们"横挑鼻子竖挑眼"的情况也屡有发生，家庭矛盾愈演愈烈。其实，这就是最常见的边界模糊的事例。再比如，朋友来家里做客时，就跟回到自己家一样，行为十分随便，不仅随意进出卧室，还若无其事地坐在你的床上，直到凌晨还在你家逗留，赶都赶不走。遇到这些情况，那些打破边界感的人其实就是在外耗，而自己如果不会及时调整情绪，也不会说"不"，就会被内耗的情绪拖下水，呈现一种为难和纠结的状态。当然，这是一种被动的内耗，主动的内耗也很常见。比如，经常纠结孩子该报什么学习班，到底该考什么学校，选择什么学科……在这些问题上，本来应该遵从的是孩子的意愿和兴趣，结果自己却比孩子还焦虑，这就是在自己和孩子之间没有分清边界的一个明显特征。还有一种人，总感觉自己是个热心肠，别人家里吵架，却把他难为得够呛。可能人家吵完架就和好了，自己却还在替人家忧心这忧心那，这也是没把自己摆在正确位置上的典型例子。所以，缺乏边界感实际上就是在害人害己，别人苦恼，自己内耗，过分的越界行为往往还会导致家庭关系不和、友谊破裂等后果，都是不能承受之痛。虽然现在很流行"跨界"，但在人与人的交往上，还是不要跨界为好，因为人与人之间也有"刺猬效应"。

可是，有些人就是不肯重视心理边界，这种例子在我们身边屡见不鲜，尤其在婆媳关系上更是重灾区。有这样一则报道：一位婆婆，竟然把儿媳妇给孩子喂奶的视频发到了家庭群里。这种做法已经不是单单没有边界感了，简直就是满满的窒息感。还有一则报道：一个医生将患者治疗时的隐私照片发布到网络上，这个医生成为人们热议和谴责的对象。这也远远超出了边界感的范畴，已经把职业道德视为儿戏了。

不管是有意或无意，超越边界都可能给自身和他人带去一生的心理阴影。我们一再重申边界感的话题，实际上不光是为了自我保护，也是为了保护他人。然而，当一个人因为不注重设置心理边界而自顾自地陷入内耗时，则更让人无奈。有一类人习惯于内心的独角戏，经常让自己处于情绪和社交超载的状态。就像最开始所提到的"不喜欢团建的人"一样，因为不肯拒绝而让自己无限地进行情绪劳动，这就是内耗的诱因之一。还有一类人，往往因对生活和工作的边界模糊不清，工作和休假已经没什么区别。因此，现在的人工作与生活的混淆已经成为一种常态，以至于"如何去除班味儿"都成了网上热卖的课程。这种人身心俱疲，总是被折磨得不成人形，学会"躺平"也未尝不是一件好事，至少能真正得到一时的放松。

其实，社交的本意是追求情感上的认同，而不是感情上的绑架，为彼此保留舒适空间才是最好的相处模式。温暖、信任、关心与期待都不应被过分标签化，适度的共情才是保持感情新鲜的保鲜剂。所以，别光顾着寻找人与人之间的共鸣，也许多尊重彼此的感受才是前提。别总是把"都是为了你好"当座右铭，可能，懂得进退、学会回避、及时放手、张弛有度，才是别人希望的样子。

反 内 耗 二 三 说

　　1. 让别人知道你的"喜欢"和"不喜欢"，这就是建立边界感的开始。

　　2. 面对入侵不要软弱，要对情绪侵犯者勇敢宣战。

　　3. 人与人的交往并不是什么都不计较，也要有得与失的比较。

买买买，既"伤钱"又"要命"

内耗者说

　　我的病好像和别人不一样，只有看到厚厚的账单，我才能心安……

　　最近这些年，出现了一个很有意思的名词，叫"剁手党"。这类人极爱购物，非常容易冲动消费，不管有用没用，都一律先买了再说。就算家里已经快递成堆，但依然乐此不疲地当松鼠，好像花钱就是他的爱好，实则买完就会被后悔的心态搞崩溃。我们可以把这种情况也叫作"报复性消费"，只不过不是通常所说的"因为消费行为被限制"而产生的消费反弹，而是为了报复心理情绪上的压抑，而产生的"囤积癖"和"购物瘾"。

　　"购物瘾"和"囤积癖"在别人眼中，是一种无法理解的行为。因为，它们的表现十分矛盾，明明东西用不完或者用不到，但还是忍不住要买，买完之后就会不停自责。别以为这就结束了，在自责心理的作用下和克制购物欲的过程中，这类人会陷入焦虑和内耗：一方面是因为无法控制自己而后悔和懊恼，另一方面是心理上空虚的煎熬。为了释放内心的压力，他们的"购物需求"也会出现更大的反弹。这样所导致的结果就是，越买越多，越多越买，从而进入永无休止的恶性循环。

上面是"购物瘾"和"囤积癖"的表现，但为什么会出现这种现象呢？最初产生的购物欲的根源是什么？这就要提到一个概念，叫作"即时快感"。即时快感，其实就是对内心缺失的一种补偿行为，比如说自我价值缺失、情感缺失、掌控力缺失等。而购物就是对这些缺失最好的补偿方式，它能用最高的效率和最直接的方式暂时满足心理上的空虚，从而产生欺骗性的快感，也就是多巴胺。这就是为什么，人们在感觉到压力、焦虑和不快乐时，都会选择"买买买"的底层逻辑。打个比方，假如你觉得自己在工作里不被同事尊重，在生活里不被家人认可，很可能会去花无谓的钱买各种会员，然后用那种尊贵的感觉来让自己取得"即时快感"。再比如，你可能在考学或者工作晋升方面遇到了阻力，正在为自己的学历和知识储备而感到焦虑。这时，你可能把买书当成解决问题的办法，好像只要书放在家里，你就拥有了这些知识。同理，有些女人愿意买名牌包、漂亮衣服、奢侈的化妆品，都可能是这种"即时快感"在作怪。看似这种行为非常消耗财富，但其实这是最廉价、成本最低的解决方案了。

在竞争激烈的当今社会，赚钱、晋升、考学，哪样不是

"千道坎，万道关"？即便"真刀真枪"地去拼也未必能够获得好结果，这种悲观的乏力感让一部分人沉沦。而"花钱买醉"的方式在他们心里不失为一种最有性价比的办法，用购物来麻痹自己，不用奋斗和努力，岂不是快哉？而且，买东西也不用看别人脸色，全由自己说了算，这种掌控一切的爽感所带来的诱惑，又有几个人能够抵挡得住。殊不知，你的消费领域，恰恰反映出了你的价值洼地：越晒什么，就越缺什么；越买什么，就越少什么，这就是典型的没有安全感。

想脱离这种怪圈，最有效的办法就是培养"延迟满足"的习惯。不知道你有没有听说过"棉花糖实验"？斯坦福大学的一位博士，在幼儿园里进行了一项实验，他把孩子们单独带到一个房间，而房间里放着棉花糖等糖果。博士会假装有事离开，离开前他会告诉孩子，如果在他回来前没有吃掉糖果，将得到双倍的奖励，如果吃掉了则没有任何奖励。但是，还是会有一半以上的孩子吃掉了棉花糖。十多年后，博士再次对当年参与实验的人回访调查后发现：那些没有吃掉糖果的孩子，比经不住诱惑而吃掉糖果的孩子普遍优秀得多。基于这一实验结果，人们便总结提出了"延迟满足"理论。"延迟满足"是一种自律心理，通俗理解就是先苦后甜的底层思维模式。但延迟满足不是简单地压抑内心欲望，它需要培养自己的控制力和选择力，拥有对事物做出正确、理性评估的方法，要搞清楚自己真正需要的是什么，而不是用购物麻痹自己。延迟满足对自我接纳的一个缓冲，只有产生正确的自我认知，才能彻底解决问题。另外，要对自我管理有清晰的认识，"剁手"这种自我谴责的做法也不可能战胜购物欲，只会越陷越深，不断内耗。所以，把你的目标降低，让自己看到进步，这样才会对购物这件事没那么上心。

其实，"自信"这个词已经出现了不知道多少次。之所以会出现这样或者那样的情绪问题，归根结底，有一多半的原因都是源于不自信。强者为何没有那么多纠结和内耗？本质上还是自信心让他们无往不利、战无不胜。但这并不意味着要鼓吹自大，凡事都有一个"度"的界限，只有拿捏住这个"度"才能真正实现你想要的结果。

反内耗二三说

1. "延迟满足"不仅是克制欲望，而是让你真正感激和珍惜现在所拥有的一切。

2. 延迟满足 = 专注力 + 自控力 + 决策力。

3. 过度延迟满足，和不懂得延迟满足一样悲哀。

第三章

打开能量场，

让自己在圈子里发光

越讨好越受伤，越思量越迷茫

我明明对他们那么好，可是，为什么终究都是错付了……

如果有人问：这世上谁最辛苦？得到的答案一定五花八门。打工人、农民伯伯、环卫工人、警察同志……其实，还有一种人最容易被忽略，他们不仅每天活得很辛苦，我们称之为"讨好型人格"。他们的内心敏感柔弱，总是纠结于别人的看法和眼光，超负荷的情绪劳动总是让他们感到疲惫不堪。因为想得多，所以必然做得多，为了改变在他人心目中的印象，他们会不计代价地讨好别人，可是这种讨好只是一厢情愿而已，最终都难逃受伤的结局。"都是我不好"才是"讨好型人格"的底层逻辑，他们是"付出就有回报"的忠实拥护者和"不撞南墙不回头"的坚定执行者，甚至到最后越讨好越受伤，越受伤就越想讨好。所以，这样的人能不辛苦吗？

来看看我们身边都有哪些"讨好型人格"的人吧。首先是

"主动逃避型"，这类人不敢表达自己内心的真实想法，害怕被人嘲笑、贬低、看不起，感觉自己格格不入，感觉别人对自己充满敌意；第二类是"主动迎合型"，这类人总是会主动降低姿态，用行动和语言来迎合别人，没有主见，也缺乏自信；第三类是"毫无原则型"，这类人为了讨好别人会无限降低自己的原则和底线，所以显得唯唯诺诺，不受他人尊重；第四类是"自我检讨型"，这类人习惯把"对不起"挂在嘴边，一旦有了冲突的苗头，就会用道歉息事宁人，所以活得毫无尊严；最后一类是"来者不拒型"，这类人有求必应，他们把拒绝别人当做罪恶，所以经常活在纠结和焦虑之中。

　　只要提到"讨好型人格"，很多人就会感到很诧异：对别人友善，想尽办法满足别人的人，不是应该更受欢迎吗？怎么还会被讨厌，甚至被嫌弃呢？实际上，"讨好型人格"看似人畜无害，实则"害人不浅"。虽然，每个人都或多或少会有些"讨好"的表现，但只会在乎重视的人。而"讨好者"们并不会选择性地讨好，而是想讨好任何人，在他们的认知里"不能有人不喜欢我"，就是做事准则。正是在这样的想法的作用下，"讨好者"们才变得优柔寡断，他们生怕说错话、做错事，唯唯诺诺的表现不但不会让他们得到尊重，反而还可能成为别人的出气筒，反正他们只会认错，又不会翻脸，正是发泄的最好选择。而那种"软趴趴、黏糊糊"的性格，就连想帮助他们的人，都很容易心生厌倦，更何况那些本就不珍惜他们的人。所以"讨好者"们总是被无情伤害，又只会忍气吞声，所以无辜和不公的情绪不停在内心发酵，导致他们陷入无休止的思想内耗，最终引发抑郁和各种各样的心理问题。所以，讨好型人格只会伤害自己，"可怜，但没人爱"也不是玩笑，而是真实存在。

有这样一个故事，主人公的遭遇让人不免感到唏嘘。她的名字叫小A，刚从学校毕业不久，和同学合租而居。刚开始，他们住在离同学工作的地方比较近的地方，搬家也是先考虑同学上班的距离。后来，小A也找到了工作，但是离住的地方有点远，她却一声不吭，同学也从未提起过搬家的话题。后来，男友看小A如此辛苦，就和她的同学提起了搬家的要求，同学虽然有些不情愿，但终归还是勉强同意了。而小A却始终为此感觉过意不去，又是跟同学赔礼道歉，又是主动多承担租金，因为这事没少落男朋友的埋怨。眼看搬家的日子临近了，找房子的事迫在眉睫，小A就和男朋友东奔西跑地看房，同学全程都没有参与，好在终于选定了一处，她就代表同学签了合同。

本以为到这里这件事就告一段落了，没想到同学突然来电话说自己找到了新房子，不跟她合租了，还让小A把押金和承诺多付的房租给她。小A虽然心里委屈，但因为害怕把关系搞僵，于是背着男友把钱给了同学。她心想，这样同学对自己的态度总该有所改观了吧，结果让她始料未及的事情还在后边。

搬家这天，男朋友早早地来到了原来的住处，可是一看就傻了眼，根本不见搬家工人的影子，只有小 A 自己委屈巴巴地坐在路边，东西都散乱地扔在地上。询问之下才得知，那个同学居然提前退了房，还把小 A 的东西都清理了出来。搬家工人一看到这种场景，便开始漫天要价，结果小 A 哪还付得起，只好让他们走了，自己蹲在路边默默哭泣。男友想找那位同学理论，没想到她早就把小 A 拉进了黑名单，只好打碎牙往肚子里咽了。

后来，相似的经历时不时还会上演。男友实在无法忍受小 A 的软弱，最终也提出了分手，所有的事都留给了小 A 一个人去承受。

这就是"讨好"给自己创造的人生，小 A 就是众多"讨好者"中的一个缩影。其实，想摆脱"讨好型人格"不难，只要"做自己"就够了。有两点必须记住：别人的看法并不重要；多关注自己的内心需求。只有真正和自己的内心和解，才能真正做回自己，要学着接受"这世界上总会有人不喜欢你"。

反内耗二三说

1. "讨好型人格"的底层逻辑是"无法接受有人不喜欢自己"。

2. 这是一个不争的事实：你不可能让所有人都满意，包括你自己。

3. 你的"无所谓"，正在让你在别人眼中变得越来越无所谓。

不必焦虑！给你的社交降降"糖"

自从人类诞生以来，社交便是生活的主要组成部分。从茹毛饮血₁的年代开始，人类已经在进行捕猎、祭祀等社交活动，可以说人类离不开社交，社交也离不开人的参与。

然而，随着社会的进步，社交仿佛变得越来越奢侈。在充满压力的生活中，人与人的交往也变得脆弱和复杂，社交的目的发生了变化，社交的方式也在随之改变，一种"零糖社交"的新模式正在悄然兴起。

所谓"零糖社交"，指代的是一种不过分亲密的交往距离，这是保持自我独立和舒适距离的社交模式。社交的初衷本就是为了自己，正如为了健康而喝零糖可乐一样，"零糖社交"旨在让社交过程变得有松弛感，避免非必要的社交焦虑和压力。在"零糖社交"的模式下，会更注重自身对情绪价值的控制权，削弱对他人的社交期望，更关注自己在社交中的感受，随性而为才是社交的最好状态。

"零糖社交"的理念之所以流行开来，主要原因就是现代人的社交焦虑日益严重。据国外机构发布的《2024年社交趋势洞察报告》所显示，2023年"断亲现象""打招呼障碍"和"电话恐惧症"等现象成为社会广泛关注的新兴社交回避现象。与其结交知心朋友，人们更倾向于利用AI和虚拟现实进行人机互动，因为人们认为虚拟人和虚拟偶像不会给他们带来精神负担。而且，更多人认为发达的通信科技和迅速的信息传播导致生活被打扰，人们面临更多的社交困扰和焦虑，以至于媒体中出现的"反精神内耗"相关内容的增量超过5倍。在这样的环境下，越来越多闻所未闻的理念如雨后春笋般应运而生，比如"性价比生活""零糖社交""释压崇拜""对抗失重不安"等。

就在人们大张旗鼓地"反内耗"的同时，社会上频繁爆出的"野马效应"事件也让人们更加清醒地意识到，改变情绪首先就要从改变社交开始，大多数情绪问题归根结底都来源于"无效社交"和"过度社交"所带来的负面效应。

有一则新闻让人记忆犹新，一家火锅店里，像往常一样人声鼎沸，热闹非凡。一名男子，突然怒气冲冲地闯进火锅店，径直走向其中一桌客人。男人二话没说，端起桌上滚烫的火锅，泼向了在座的一男一女，导致在座的人均受到不同程度的烫伤。经过调查，整件事的经过被还原了出来。这个事件中，泼人的男子叫小华，他和被泼的女子小梅，是夫妻。而另一名被泼的男子叫小凯，他是小梅的朋友。当时在场的还有另外两人，分别是小华与小梅的孩子，以及小梅的闺蜜。原来，小凯和小梅是同学关系，小梅是一位护士。事发前，小凯的父亲正好在小梅工作的医院住院治疗，小凯便委托小梅给父亲做了胃部插管。事后，小凯为了表示谢意，特地请小梅吃饭。为了避嫌，小梅还专门带着孩子和闺蜜前去赴约，这件事身为丈夫的小华也知情。结果，可能因为火锅店里的环境太过嘈杂，或者聊天忘记查看手机，小华怎么也联系不上小梅。于是，一种不好的感觉始终在小华心头挥之不去，他越想越焦虑，越想越生气。后来，小华终于得知小梅的具体位置，于是便气冲冲地跑过去，制造了前面所说的"火锅泼人事件"。

　　按理说，孩子、闺蜜都在场，即便是小梅与异性吃饭，也不应该有什么不妥，况且小华自己也知情。怎么会造成这么严重的后果呢？究其根源，就是情绪惹的祸，当小华开始猜忌的那一刻，就决定了事情的走向已经变了味儿。失联的妻子和陌生男人一起吃饭，这件事在他的脑海中不断被发酵，失控的他就如同一匹暴躁的野马，极具攻击性。

　　"零糖社交"的兴起有其深远的社会背景，正是因为现代人紧绷的神经已经承受不起更多的压力，因此才会选择让自己"静一静"，更多地节省自己的社交体力。然而，"零糖社交"并不等于"零社交"，更不意味着要把自己"与世隔绝"。"零糖"提倡的是有选择和有针对性地社交，而且在社交中彼此都会注意距离感和空间感，让社交变成一件轻松的事情。水豚成了"大网红"，除了因为它可爱的外形，还因为人们羡慕它甘愿只当一个"吃货"，一心"干饭"却不理会外界喧嚣的性情，哪像当今的人们，动不动就在别人的只言片语中患得患失，情绪中雷区密布，就像行走的炸弹。假如你不想当一匹"野马"，那就做一只"水豚"，可以不用在乎眼光，也不必计较得失，每当看待这个世界时，永远都保持自己的方式。

反内耗二三说

1. "零糖"也好，"低糖"也罢，让自己舒适才最关键。

2. 社交中最好的尺度，就是那种"若有似无的甜"。

3. 不主动也不被动，不热情也不冷漠，不疏远也不打扰。

别小看内向，它比"社恐"可怕得多

内耗者说

> 虽然我不擅于表达，但我很喜欢接纳。
>
> 难道，内向的人不配拥有自己的想法吗？

最近，又有两个热词火爆全网，那就是"i人"和"e人"。这两个词源于MBTI（迈尔斯－布里格斯类型指标）测试中的两种人格类型。"i人"指喜欢独处，性格内敛的人，而"e人"则与之相反，指的是那些喜欢社交，并从中汲取情绪能量的人。所以有些人就给出通俗的理解："i人"就是人们说的"社恐"；"e人"就是人们所说的"社牛"。

因为"i人"包含内向的性格特征，所以人们就把内向和"社恐"联系了起来，认为内向就是"社恐"。其实不然，这两者并不能完全画等号，"i人"、内向、社恐本质上都是不同的概念。

首先，我们先来简单了解一下"社恐"。"社恐"全称是"社交恐惧症"，本质是一种社交障碍症，也叫"社交焦虑障碍"，是一种医学上的定义。"社恐"的表现是与陌生人接触时会产生不舒服的感觉；交友方面会表现出异于常人的困难；内心极度担忧别人对自己不满；心理上拒绝出现在社交场合；自卑感爆棚，甚至在他人面前说话和吃饭都会感到压力；更甚的是，这种恐惧心理还会诱发严重的生理反应，如冒汗、恶心、浑身颤抖等。

内向，是一个最常见的性格特征，这类人喜欢独处，安静而不喜欢与人接触。内向的人思想更为专注，擅长思考，但是保守和瞻前顾后也是他们的"通病"。内向的人因为更专注于思想活动，所以更容易引发紧张、焦虑等情绪，也是情绪内耗的主要人群。而"社恐"是对社交行为有难以控制的恐惧，并不代表性格一定内向，有些"社恐"患者是外向型的，他们也会有社交的欲望，所以内向和"社恐"本质上并不是指同一类人群。可以用一句话来描述他们的区别：内向的人有社交能力，但不想社交；有"社恐"的人没有社交能力，但也可能想社交。

很多人都自嘲说自己"社恐"，现在知道社恐和内向的区别在哪里了吧？虽然这是一种自嘲，但事实上那些所谓的"内向人"并不知道，他们的"内向"远比"社恐"更加危险，甚至离"深渊"更近。为什么这么说呢？"社恐"不是病吗？内向只是健康的性格，为什么会和"深渊"有所关联？

在热剧《隐秘的角落》里，张东升无疑是给观众留下深刻印象的关键人物之一。他称得上是一个天才，在数学领域展现出异于常人的领悟力，或许这也是他心中为数不多值得骄傲的资本。

相较于这份聪慧，张东升的家庭与人生可谓黯淡无光。而造成这般巨大反差的根源，并非是他不够努力，罪魁祸首实则是那因内向和自卑不断加剧的矛盾，正是它一步步将张东升的灵魂拖入了黑暗的深渊。

曾经的张东升对生活满怀希望，从一个出身贫穷的农村小子，凭借自身努力成长为成绩名列前茅的学霸，进而在大城市努力打拼，成功扎根于此。虽说摆脱了物质上的贫穷，可那份固执的自卑感却始终如影随形。在旁人看来，他拥有体面的工作和让人羡慕的婚姻，但张东升却一直对自己的贫苦出身耿耿于怀，忽略了对自身的认同。于是他变得愈发古板、内向且敏感，而且越来越难以沟通。在一次次面对岳父岳母的挑剔和冷眼时，张东升都会选择沉默；在与妻子一回回的争吵后，他也只在内心深处歇斯底里。

表面上看，张东升的这些行为像是在努力维持克制与涵养，可实际上，沉默背后积压的怨愤早已让他遍体鳞伤，直至理智最终彻底土崩瓦解。

于是，在经历了诸多所谓的"伤害"后，张东升不再试图去改变现状，而是偏激地想要终结一切。他带着微笑，狠心地将岳父母推下悬崖，又在伪装出的温柔中，夺走了妻子的生命，从此彻底沦为了一个令人胆寒的人间恶魔。

　　虽然这是一个故事，但我们多少可以看出，内向人的特质：敏感、猜疑、情绪化、焦虑。但可怕的是他们也有冷静、决断、固执和偏激。我们听说过很多内向人走向极端的案例，也听说过许多内向人被人操控走向犯罪的悲剧。都说"内向不该为恶名背锅"，但不可否认的是：内向所引发的情绪焦虑就是要比"社恐"的病症更加可怕。我们都知道，"社恐"的人的特质之一就是自责，他们更多的情况是自我怀疑，这才是他们内耗的根源，这种特质反而让"社恐"的人避免伤害他人。而内向者不同，他们的思维可能会更偏激，独自思考有时候也会把他们的思绪带向极端，让仇恨的种子在心里扎根、发芽，最终酿成惨剧。

　　然而，向人的人并没有什么所谓的原罪，就算外向的人也有走向极端的可能。但情绪是一把双刃剑，他能激发一个人，也能毁灭一个人。在内向人的世界里，情绪可怕地安静，但表面平静之下，是否暗流涌动，任何人都无法猜透。可能连内向人自己也不知道，那潜藏在心底的火山，何时才能爆发，一旦来临就会吞噬一切，宛如地狱。所以，控制好自己的情绪，相信一句话："其实，除了生命，没有什么大不了。"

反·内·耗·二·三·说

1.爱自己、做自己、接受自己、相信自己，快乐就是这么容易。

2.内向不是一切罪恶的借口，当然也不是乱用情绪的理由。

3.独处虽然让你很轻松，但它也很无聊，以至于你的思想总在奔跑。

摘下"社牛"的面具吧，真没必要

我有一副神奇的面具：

它时而让我欢天喜地，时而让我沉默如金。

它让我彻底沦陷在这"双面人生"之中……

之前的内容中提到了两个词："社恐"和"社牛"。如今，它们越来越频繁地出现在我们的视野中，已经成为当今人们在社交领域内最重要的两大群体。关于"社恐"人群我们已经介绍过了，而"社牛"与"社恐"拥有截然不同的社交状态，他们在社交中会表现出自信、大胆、善于主动与人交往的一面，这是让人为之羡慕的天赋。然而，无论是"社恐"还是"社牛"，不够深入了解就看不到它们的全貌，即便是"社牛"人群，如果"过了火"，也可能引发一系列问题。现在的人们在社交中，最注重的似乎已经不再是社交用途了，取而代之的是社交舒适度，我们需要在这两种极端之间找到平衡，才能实现健康、和谐且有效的社交。

我们已经知道，"社恐"人群在社交互动时往往会产生过度的恐惧和逃避心理。有机构曾挑选了4000多名受访者，年龄在18周岁至35周岁之间，其中超过1600人都有不同程度的"社恐"问题，比例已经超过40%。可见，社交焦虑问题已经成为当今社会的普遍现象，而"社恐"已经不再是个别案例，人们的烦恼可能就源于不和谐的人际关系。

与之相反，"社牛"人群在社交中表现得过于积极和主动，他们的精神力量十分强大，异于常人的自信会让他们的"表现欲"爆棚。然而，"社牛"们也有自己的问题，最常见的问题之一就是容易忽视"被社交对象"的感受和边界，他们的过度自我展示，还有强行与他人建立联系的行为，可能会给人带来强烈的压力和不适感。假如你在社交场合中总是滔滔不绝，不管对方是否感兴趣，都不停地讲述自己的事情。这种过度的热情有时会让别人感到疲惫和反感，常常会被别人视为哗众取宠，反而影响了人际关系。当今流行一句话：如果说"社恐"的人总是独自瑟瑟发抖，那"社牛"的人就是让别人瑟瑟发抖。所以"社恐"的人都羡慕"社牛"，他们比谁都想拥有"社牛"的生活。

社交困境往往都是自己心里的那道"坎"。至少有一半的人或许是不自信造成的，有的疏于社交技巧，有的对自身条件不满，还有的沉默寡言。除去本身性格原因不提，这些现象的形成与人们过度依赖互联网的生活方式，也有相当大的关系。

于是，人们想到了"取长补短"，越来越多的人过起"线上社牛，线下社恐"的"双面人生"，人们又给这种现象起了一个新名字——"社交牛杂症"。其实，有"社交牛杂症"的人，活得比"社恐"和"社牛"还要累上百倍，他们一面要应付心力交瘁，一面还要努力展现人格魅力。当他们独自出门时安静如隐形人；一旦和朋友、熟人在一起则秒变"者行孙"，极易让人误解为精神分裂。

36岁的白领小杨就是"牛杂"中的一员。平时，不管是大小会议，还是部门团建，小杨总是躲在角落里，她不说话都很难有人会注意到她。每次在会上发言，她都紧张得声音颤抖，语无伦次，同事们都以为她是一个标准的"社恐"。

然而，一次她的同事在KTV偶然遇到小杨，才终于知道了她不为人知的一面。原来，小杨当时正和几个闺蜜在包间里又唱又跳，声音洪亮还跑调得离谱。这几个同事在好奇心的驱使下顺着门上的小窗向里看去，小杨正手舞足蹈忘我地唱着，完全不在乎别人的眼光。这几个同事也大吃一惊，向来唯唯诺诺的小杨竟然也有这样的一面。几个同事把这一幕偷偷录了下来，还把视频发到了同事群里，后果可想而知。这件事成了同事们背后热议的话题，而小杨也面临着各种心理压力，其实同事所发现的"另一面"的小杨只是冰山一角，她在很多媒体都有直播账号，还是拥有几十万粉丝的"小网红"。不久后，小杨的"牛杂人生"就被彻底曝光了，小杨无法面对巨大的心理压力，最终离职。深受打击的她每天被焦虑困扰，最后，她在朋友和家人的共同帮助下，才渐渐走出阴影，让生活回归了正轨。

不管是"社恐"也好，还是"社牛"也罢，越来越多关于社交名词的出现，只说明一个问题：那就是当今人们面临极大的社交困境。像什么"社交牛杂症""社交逃犯""社交圣母心"等，这些词的出现，反映出的是人们五花八门的社交状态，而焦虑就是最常见的负面情绪中的一种。"社交杂症"恰恰代表了典型的社交矛盾心理，让那些期望成为"社牛"的"社恐"们戴上了外向的面具，在虚幻的人生里渐渐迷失自我。正如一个影片里的剧情，当一张面具戴得久了，就再也找不回自己原本的样貌。其实，情绪也是一样，保持自我，与自己和解，才是拥有健康社交关系的基础。不管是喜欢独处还是乐意在人前表现，用自己感觉舒适的方式社交最难能可贵，而为了社交为难自己，是最愚蠢的行为。

反内耗二三说

1. 自信是治疗"社恐"的药，而谦虚是压制"社牛"的紧箍咒。

2. "牛杂"们缺少的不是社交能力，而是站在人前的勇气。

一边付出，一边懊悔的"老好人"

内耗者说

我把我的善良留给了别人，却把伤害留给了自己……

那到底何为"老好人"？你还记得"边界感"吗？那些有"讨好型人格"的人呢？"低自尊"呢？把这些统统放在一个人身上，大概就是一个"老好人"的模样。他们总是一副"热心肠"，从来不懂拒绝；原则性很弱，灵活性很强；人前总是唯唯诺诺，耐性和好态度都留给别人，脾气都撒在家人身上。这些都是"老好人"的典型特征，总在"一边付出，一边懊悔"的人，其实骨子里充满了自卑。

其实，这些形容并不是想贬低"老好人"，而是想让每个人都有一个清醒的认识——"老好人"是一种病，必须得治！

为什么说"老好人"是病？首先，"老好人"的病是思想偏激。虽然我们从小就接受助人为乐的传统美德教育，但这并不意味着什么人、什么情况都要提供帮助。普通人会有甄别地提供帮助，但"老好人"就没有这种能力，他们会偏激地认为，拒绝会让他们获得负面评价，夸张地说：对于老赖和骗子，他也可能无法拒绝。缺乏原则、纵容罪恶，这不是病，又是什么？

其次，"老好人"思想误人误己。"老好人"天生就有一个价值误区，他们不喜欢争端，对待冲突的态度永远都是逃避。而且，最要命的是，"老好人"们最喜欢"为别人着想"，妥协、退让成了他们为人处世的原则。在这种思想的左右下，"老好人"很难成为好的管理者，面对员工的诉求，他们很可能用"和稀泥"的方式解决，很难让他们去和上司争取利益，更何况还有可能因此而得罪领导，这不符合"老好人"们的价值观。对待下属，老好人也不会真正拿出手腕，凡事得过且过，睁一只眼闭一只眼，谁也不得罪才是他们想要的。跟着这样的领导既不会得到好处，也没有成长收获，这不就是一种"不作为"的病吗？

最后，"老好人"双标且善变。别看"老好人"们在别人面前都是有求必应的菩萨心肠，但对待家人却又是一副面孔。因为不对等的付出，他们长期处于不平衡和压抑的内耗情绪里，只有对家人才能彻底放下戒备，尽情发泄内心的不满情绪。所以，他们往往对外人要求宽松，而对家人严格要求。而且，因为害怕得罪人，"老好人"们早就练就了审时度势的看家本领。对待强势者，他们往往表现出顺从、讨好的态度，而对待弱者，他们可能会表现出冷漠、忽视的一面。如此"分裂"的性格，难道不是病吗？让我们通过一个事例来看看，"老好人"到底有多么荒唐。

熟读《三国演义》的人都知道，为刘备举荐"卧龙"和"凤雏"的"水镜先生"司马徽，也是三国时期著名的谋士。但是，可能你并不知道，他还有个著名的外号，叫"好好先生"。之所以人们这样称呼他，恰恰就是因为，他在别人眼中，永远是个"老好人"形象，遇事都说好，甚至还有点荒唐。一位三国谋士，怎么会落得一个"荒唐"的名声呢？我们就来细数一下这位"好好先生"的事例。

司马徽住在乡下的时候，一天，他邻居家的猪丢了，就跑到司马徽家里来找。邻居随便扫了两眼就指着司马徽家的猪圈说："我看那头猪跟我丢的那头很像。"司马徽想也没想就说："好，那你牵走吧。"于是，邻居就牵着司马徽家的猪走了。后来，邻居家的猪被找到了，邻居便来司马徽家道歉还猪，没想到司马徽还是说"好"，居然还向邻居道谢。

古代人养蚕都要用到一种工具叫"蔟箔"，是专门盛放蚕的器具。有一次，正值蚕吐丝的季节，有人家里的蔟箔不够用了，便跑来找司马徽借。本来，司马徽家的蚕也要吐丝了，家里也没有富余的蔟箔可以借给别人，一般人直接拒绝就好了。但司马徽还是连连说"好"，还把自己家的蚕都扔了，把蔟箔借给了别人，结果被他妻子好一顿埋怨。而且更为荒唐的是，有一次，一位乡亲的儿子死了，于是来司马徽家里哭诉。可是没想到，司马徽竟然又顺口说了一句"好"，让对方十分尴尬。

你说这样的"老好人"是可笑呢？还是可悲呢？

有人说，司马徽的"老好人"是装出来的，是为了拒绝刘表的招纳，故意伪装成"老好人"。但不管是真是假，其实在别人眼中，"老好人"就是这个样子。他们纵容别人、可怜他人，却从来没有在乎过自己的情绪。就如同前些年为乡亲们做了无数好事的"大衣哥"，反而却成了那些欲求不满的人霸凌对象。人性总是贪婪的，当你用"老好人"的面目示人的时候，就注定了悲哀的结局：要么陷入内耗不能自拔，要么被当作案板上的鱼肉任人宰割。而摆脱"老好人"唯一的办法只能是"认清自己"，不要一味去迎合，保持思想的独立就是保护自己的人格。道德经中有一句话："天下皆知美之为美，斯恶已"，意思是：天下事如果都因为美好而去故意美化，那就是罪恶。所以不难理解，虽然与坏人对立的是好人，但一个烂好人也有可能是个坏人。

反内耗二三说

1.做好人，不等同于做"老好人"；做自己之前，请先认清自己。

2.越是想成为别人喜欢的人，往往会先变成被讨厌的人。

小朋友才讲合群，大人都讲独立

这世界到底是怎么了？

为什么越是想融入，却越感到孤独……

　　美国的一位心理学家曾给出过这样的结论：假如让小孩在"自己开心"和"别人的认可"之间做选择，孩子们往往会选择后者。可见，合群观念就好像一个真理，支配着人们的社交行为，但没有人知道，这正是一个人"精神死亡"的开始。实际上，真实的社交中，人们却更喜欢另一种人，他们天生就我行我素，仿佛浑身上下都散发着"酷"劲儿，从来不看别人脸色，也不用去刻意合群。但偏偏这种人的人格魅力又特别强，大家都乐意围着他转。虽然这类人看上去很像"社牛"，但他们却比"社牛"更牛，拥有"开挂"人生的——"心理独立"人群。

　　有"心理独立"的到底是一群什么人？他们何以能够这么

"牛"？想得到这些问题的答案，我们要先了解一个概念：心理独立性。"心里独立性"是心理学中的一个概念，心理独立性越高的人，越不容易受到外界的影响。具备"心理独立"特质的人，不会轻易依赖他人，对事物的判断能保持主见，往往拥有很强的解决问题能力，遇事能够独当一面。所以，他们就是一群敢想敢干还难不倒的人。

很多人的生活里充满了悲情色彩，因为他们从小到大都生活在别人画定的圈圈里。上什么样的学校，考什么样的专业，找什么样的工作，甚至嫁给什么样的另一半，这些早已被亲人谋划好了，自己只是一个按指令行事的木偶，全然没有自己的想法。转眼，人生已经过去了三分之一，他们在心理上依旧没有摆脱对他人的依赖，稍遇不顺利就会在焦虑里沉沦。他们没有幸福感，也没有成就感，相反的是，内心永远有一种挫败感，所经历的也只能叫生活，然而一切都与幸福无关。缺少心理独立的人就是这样，敏感而胆小，一旦走向社会，为了寻求所谓的心理依靠，往往会不自觉地选择抱团取暖。有些人盲目追求合群，急切地想融入他人，因为在这类人的认知里，合群就代表受欢迎，孤独的人都是生活的弃儿。但是，他们并不明白，一个心理上不独立的人，就算再合群，也只能是他人的配角。所以，愿望和现实之间的割裂会让他们产生极大的心理不平衡，心理上的落差油然而生，难过、焦虑和情绪的内耗才有了可乘之机，迅速填满你的生活。

现今社会，一直在进行资源占领的战争，越来越多的人选择不断提升自己，在这场残酷的竞争中立于不败之地。但人一旦缺乏独立性，就会失去方向，因为他们根本就不知道自己想要什么、该要什么，甚至只会自怨自艾，在幻想和打击之间来回徘徊。但心理独立的人不同，他们对待梦想的态度与众不同。比起内耗者的优柔寡断，他们做事永远是朝着一个方向真刀真枪地拼搏，走路带风，思想带光，根本不在乎不同的声音，因为他们知道自己要什么。什么是内耗？他们完全不懂那种感受。

苹果公司的创始人，史蒂夫·乔布斯曾经说过："牢记自己即将死去，这是我所知道的避免陷入患得患失困境的最好方法。你已经一无所有，就没有理由不听从自己的心声。"是的，乔布斯就是这样一位努力让自己保持心理独立的人。在别人眼中，乔布斯是一个疯子，他并不在乎胜败，只在乎努力的过程。在他的思想里，事业和勤奋并不是一回事，而想法和价值才是等价的。所以，乔布斯始终在用自己的认知去引领世界的潮流，这些成就都是心理独立带给他的荣耀。

然而，乔布斯是一个真正意义上的弃婴，但他却始终没有放弃自己的人生。从他的种种经历中，我们似乎看不到被犹豫、挫败、彷徨、纠结所占据，即便被自己亲手创办的公司驱逐，也只经历短暂的调整就找到了方向。这就是一个心理独立者的能力：从一个车库里也能诞生奇迹，用一个信封就能够改变世界。在你为不能融入别人而内耗时，有无数个"乔布斯"正在特立独行地悄然崛起，这才是内耗者和成功者的差距。

如何得到这种"超能力"？可能对于大多数人，这并不能算什么难题，但限制他们不能成功的永远是没法脱离心理上的拐杖，真正做到独立。而做到心理独立的首要一点，就是要做到情感自主，能够控制自己的情绪，并敢于向外界表达自己。另外，做一个独立的人，就要有清晰的自我认知，按照自己的方式生活，也能够接纳不同的声音。

显然，理论说起来容易，但做起来难。最好的办法就是从力所能及的事做起，比如：走出原生家庭，保持独立生活；让自己做判断，凡事有自己的主意；敢于说出自己的内心，坚决不积累坏情绪。

最后，用一句话来总结：永远也不要因为想被认可而把生活变成别人的，也不要因为些许的不自信一辈子都做一个悲观的人。

反内耗二三说

1."被接纳"和"被认可"才是真正杀死自己的那个真凶。

2.取悦于他人是一种社交行为，而想得到认可是一种心理依赖。

不做"情绪木偶"，谁也别想操控我

假如我是天空，它经常阴云密布；

假如我是大海，它时常波涛汹涌；

假如我有颜色，它一定是深不见底的空洞……

有句话叫"冲动是魔鬼"，"冲动"是什么？其实就是我们常说的"情绪化"。

很多时候，人都会呈现出情绪化的一面，但它并不一定是病。还有一句俗语叫"兔子急了还咬人"，其中所表达的意思就是："情绪"作为一种本能，是人类刻在基因里的防御机制。但是，有情绪就一定好吗？当然不是，有情绪是正常现象，但经常被情绪左右做出冲动的事，就是一种病态了。当今社会上，流行着各种"管理"，"表情管理""身材管理""容貌管理"等，当然还有"情绪管理"。

有的人经常犯错误，总是头脑发热，做事便不再计较后果，有股"不撞南墙不回头"的劲儿。然而，当理性战胜冲动之后，幸运的人还能够反省和后悔，但有的人连后悔的机会都没有，只剩下无法挽回的后果等他去承受，这便是情绪管理失败的典型。情绪管理对每个人都如此重要，因为被情绪所操控的你，有可能就会变成一个魔鬼，这并不是骇人听闻。

某地发生公交车着火事件，事故中50多名乘客，仅有10余人幸存，现场惨不忍睹。经警方调查，这并不是一起普通的自燃事件，而是蓄意纵火案件。随着案件的侦查，真相渐渐浮出水面，幸存者之一的苏某正是这场惨剧的始作俑者。原来，苏某因为家庭纠纷而迁怒于社会，于是产生了烧公交车报复社会的想法。就这样，为了发泄心中的不满情绪，苏某点燃了事先准备的汽油，瞬间吞噬了几十条无辜生命，简直就是恶魔在人间的真实写照。

像这样情绪型犯罪发生的频率日益加剧。如果人人都能懂得情绪管理，又怎会变成情绪的木偶，被恶魔所左右？在社交焦虑日益严重的背景下，越来越多的人开始重视起情绪管理，大批专家也相继投入了相关领域的理论研究，只为找出对抗情绪控制的有效方法。其中，美国心理学家阿尔伯特·埃利斯总结出一套"情绪ABC理论"，是目前较为行之有效的情绪管理方法。

在这个理论中，A代表引发情绪的事件；B代表对事件A

的解释、看法以及评价等；C 则代表由此引发的结果。阿尔伯特·埃利斯认为，在我们的生活和社交中所遇到的众多情绪问题，实际都是由 B，也就是不合理的态度及信念所造成的。所以，产生 C 结果的直接原因都是因为 B 的存在而变得扭曲。而代表信念和态度的 B 有三种典型的不合理认知模式，只要避免它们，就能杜绝大多数不良结果。这三种典型不合理认知模式是：以偏概全，喜欢将负面放大，甚至当成事物的全部，最终形成偏激甚至极端的负面情绪；凡事绝对化，认为不符合自己意愿的就是错误的，这也是引发严重焦虑的常见心理；拿一当百，把一次挫折或失败当成所有，从而产生各种消极情绪和行为。

既然找到了这些坏情绪的根源，就必须及时纠正它们。打破原来的思维模式是消灭坏情绪的关键，多从理性出发，学会换位思考，降低期望，允许变化，这都是有效的方法。多从其他角度看待问题，破除"非黑即白"的思维定论，尽量从积极的角度去评判事物，你会觉得这个世界变得阳光灿烂。

反内耗二三说

1. 孤单并不可怕，可怕的是总是觉得自己孤单。

2. 你可能并不知道：认识一个新的自己，远比认识一个新朋友要重要得多。

第四章

上班的累，

比不上自己斗自己

工作和生活比，就是个"弟弟"

> 我的生活就是个漩涡，
>
> 总有做不完的报告和熬不完的通宵。
>
> 感觉毫无尊严，好烦躁……

经常有人提出这样的疑问："生活和工作到底哪个更重要？"其实，这个问题的答案因人而异，有的人看重工作，因为没有工作就没有收入，也无法体现自我价值，这样的人生哪有什么生活；有人认为生活比工作更重要，因为家人、朋友需要自己的陪伴，工作的本质只是为生活创造物质条件；还有人认为工作和生活一样重要，工作就是生活，生活亦是工作，参与社会劳动本就是生活的一部分。

的确，这个问题并没有标准答案，"谁重要"完全取决于人们看待工作和生活的态度，就如同问一个人是不是好看一样，对于审美的理解，一定是因人而异的。但如果你已经为工作而感到焦虑，因为工作而心情烦闷，甚至一踏入办公室就感到呼吸困难，那一定要告诉自己："跟生活比，工作就是个'弟弟'。"

比尔·盖茨参加了某所学校的毕业典礼，他发表了激动人心的演讲，并给在座的毕业生们总结了五点忠告，而其中最后一条建议便是关于工作和生活的。他是这样说的："我的最后一条建议也是我最常用的：适当放松并不是懒惰。"他还说，"随着年龄的增长，尤其是成为父亲之后，我才真正意识到：生活远比工作更重要……如果需要，请你休息一下。如果你周围的人需要休息，也请你对他们宽容。在开始下一段人生之前，不妨花点时间享受一下生活。今晚、这个周末，甚至这个夏天或其他的什么时间，都值得你们这样去做。"

比尔·盖茨的话意味深长，可能很多人都曾经是一个"工作狂"，他们会把工作看成迈向更高生活的阶梯，或是实现自我价值的舞台。但不可否认的是，长期高强度的工作节奏，会给自己和周围的人带来了巨大的身心压力，不停摧残脆弱的精神和肉体，这样的工作状态反而是一种得不偿失。当心理和身体彻底崩溃的时候，才会幡然悔悟，这其实并不是一部"励志剧"，而是一部彻彻底底的"悲情剧"，如果可以选择重来，他们宁愿停下来看看风景。

一位名叫迈克尔的汽车工程师，因无法忍受长期的高强度工作而最终选择了自杀。他供职于美国一家汽车公司，收入丰厚，是三个孩子的父亲，是人人羡慕的成功人士。本应该幸福生活的他，却用一种极端的方式结束了自己的生命，不免让人唏嘘。在竞争如此激烈的职场，打工人似乎已经失去了尊严，他们更像一台台机器，在生活的压力下不停劳作，内心却堆积着各种各样的负面情绪，随时都有可能爆发。迈克尔所处的境遇就是这样，因为行业的竞争压力巨大，迈克尔的工作强度也越来越高，他几乎每天都要工作十多个小时，而且从不休假。他常常往返各地出差，甚至经常在凌晨还在远程沟通工作。对于这样的情况，迈克尔曾经不止一次向公司申请，要求降低工作强度，但公司却始终用置之不理来回应迈克尔的抗议。终于，工作中的积怨加上疲劳无助的情绪将迈克尔彻底推向了深渊，他在自杀前写下了几张字条，其中一张纸上是这么写的："实在抱歉，在这个项目中，我一无是处。"而他在另一张纸上控诉了对现状的绝望，并想用自己的死亡来解救同样被无休止的工作所吞没的同事们。在迈克尔去世之后，他的家庭才是最大的受害者，他们不但失去了最主要的经济来源，而且创伤一直伴随着他们的生活。

也许，迈克尔所经历的一切，此时此刻依旧在很多人身上发生着。通过这一事件，人们也在反思，到底在生活和工作之间该怎么抉择。有些人为了保住工作机会而不得不卑躬屈膝，忍受着无休止的精神控制，最终陷入情绪崩溃。工作固然很重要，难道陪伴父母、孩子、朋友的时光就不重要了吗？当你加班到深夜，孩子却无助地在家中害怕流泪时；当你应酬到凌晨，家人独自守在客厅等你等到睡着时，你是否问过自己？你的梦想和追求还重要吗？这就是你要给他们的生活吗？人生确实需要积极面对，理想和事业都是伟大的追求，但真的没有必要苛求。可能你并不知道，当你因工作而痛苦的时候，你的家人也在经历着心理上的折磨，毁掉一个家不一定是经济上的不足，比它痛苦百倍的是没有幸福的氛围。

你需要一种心态，把工作当成生活的附属品，快乐终究会回到你身边。请时刻记住，伴随你一生的并不是某一个事业，而是一直深爱着你的家人。学会给自己减负，也是一种生活态度，能够在工作和生活中找到平衡的人，才是真正的"节奏大师"，最浪漫的旋律，或许就是活出只属于自己的音调。

反内耗二三说

1. 工作与生活并不冲突，冲突的是你执着的观念，是你认为工作就等于痛苦。

2. 如果把工作上的事当成天大的事，那生活该往哪里摆？

3. 有时候认命也可能是一种幸福，知足常乐未尝不是一种选择。

没有专业感，再"卷"也是失败者

　　为了证明自己，我只有不停地努力。

　　超越自己的同时，我也丢了自己……

　　到底是从什么时候开始，"内卷"开始占据了我们的工作和生活？在那个破旧的写字楼里，直到太阳就要升起，依旧有不肯熄灭的灯。本该归于寂静的马路上，何时变得车水马龙？"你可曾见过凌晨4点的洛杉矶？"虽然不知道这是科比的骄傲还是无奈，但我相信凌晨4点的办公室一定有人见过，而且不在少数。

　　到底什么是"内卷"？"内卷"一词最早是被德国哲学家康德所使用的，它是一个学术名词，意思是：当一种文化模式发展到某种形态后，无法转换为新形态，也没办法停止发展，于是只能在内部演化出更加复杂的形式，这种现象就叫作"内卷化"。后来，随着职业竞争的日益加剧，"内卷"这个词被用来指代职场中的非理性竞争和无意义的消耗，它迅速成为网络热词，成为被大众所热议的新兴社会现象。

到底为什么"内卷"？只是简简单单说因为竞争激烈似乎并不能概括这一现象产生的原因。首先，占有欲是导致不断"内卷"的最重要原因，为了争夺更多有限的资源，企业家只能逼迫员工更加拼命，持续发展变成"内卷"的动力。其次，胜负欲也是导致打工人"内卷"的直接原因之一，为了登上人生巅峰，拥有更多财富和权力，只能一"卷"再"卷"，不然就有被淘汰的风险；"梦想型"应该并不是什么稀奇的理由，很多人为了实现自己的梦想，不停地"自己卷自己"；攀比心也是造成"内卷"不可忽视的元凶……总之，"内卷"的成因五花八门，但绝大多数都是无意义的精神消耗和物质消耗，所谓的进步和提升，只是让人不停"内卷"的精神麻药。

到底"内卷"有什么害处？"内卷"的本质是让"收益努力比"贬值的元凶，有人把这种现象形象地称为"努力通货膨胀"。当受益与努力不成正比之后，人的心态很难维持平衡，这会造成严重的精神内耗，甚至自我怀疑；因为"内卷"，创意枯竭迟早会成为一种常态，一个企业甚至一个行业都会因此面临创新难题，一旦失去生命力发展就成了一个伪命题。"内卷"带来的另一个负面影响，就是毫无意义的资源损耗。为了改变而改变只会造成物质和精力都被投入到了没有意义的竞争之中，导致打工人没有获得感、企业没有成就感，陷入"低效发展，高效消耗"的怪圈里。在这样的环境下，企业生存成了难题，打工人的生活也成了问题：职位越来越少，竞争者越来越多；薪水越来越低，要求越来越高。"内卷"就是经济领域和职场的蝴蝶效应，它所摧毁的不止一批打工人、一批企业，甚至有可能是国家的根基。所以，打工人，为何还不能清醒过来，你们需要的并不是那些无意义的攀比，而是专业感，是核心竞争力，没有这些，即使再"卷"也注定是一个"失败者"。因为，"内卷"让你们毁了公司，毁了行业，也毁了你自己。

如果你问"什么是专业感？"实际上，没什么复杂的解释，就是让你看上去很专业。比如，你是一位平面模特，你穿上白大褂比医生看上去更像医生，这就叫专业感。再比如，你买一件家用电器，会选择售后服务更好却更贵的大品牌？还是选择购买价格便宜，没有任何保障的"杂牌"？如果你选择大品牌，这也叫专业感。还有一个例子，假如你购买汽车，会选择技术研发实力很强的品牌，还是会选择只有外形好看但技术落后的品牌？有人可能会反驳："这有什么用？不就是让人当'冤大头'吗？"其实不然，专业感并不是欺骗，而是一种价值，它是一种感觉，是一种复杂而立体的"专业画像"，这也就是前面例子中所涉及的技术、形象和素质几个方面。好了，话题再次回到正轨，这些和"内卷"还有内耗到底有什么联系？其实，这个问题也非常简单，因为"内卷"代替不了专业感。因为上面提到的技术、素质、形象这三种专业感特质，

"内卷"是无法做到的。"内卷"只会使技术偏离真实需求。在素质上，"内卷"往往会导致成本压缩，产品质量和素质不断下降，在投入成本的影响下。同理，在"内卷"的作用下，人员只在乎无用的能力培养，整天在"内卷"中承受身心折磨，各方面素质就会大幅缩水。在形象上，由于"内卷"竞争激烈，在精力上往往会忽视企业形象打造，个人也会因为精神疲惫疏于形象管理，从而变得"丑态毕露"。

所以，即使是身为"卷王"的你，又如何能竞争过一个技术专业、形象专业、素质专业的人呢？结局恐怕只有一个，你越"卷"，反而越体现别人的专业感吧。

反内耗二三说

1. 专业感和"内卷"有本质区别：一个是在对的方向超越，一个是在错的方向挣扎。

2. 专业感是一种态度，而"内卷"是一种"内耗"。

3. 自信、自律、自强、自省、自励——塑造专业感的五大法宝。

"完成"与"完美"该怎么选

在职场中，很多人都会对一个问题感到困惑不解。对待领导安排的任务，到底是完成最重要，还是做得完美更重要？一定有人会说："完美最重要，就是要让领导看到我们努力的成果，把最好的一面展现给领导！"可是，又有人会问："既然完美重要，那为什么对待工作精益求精，最后却总被领导批评做事慢呢？难道'慢工出细活'也不对吗？"

确实，这两个选择很让人纠结，在追求完美主义的人眼中，容不得半点瑕疵。而在急性子看来，慢吞吞不是他们的做事风格。但其实，他们都犯了偏激的错误，两者本来就没有可比性。

完成代表的是一种进度，意味着交付；而完美是一种程度，意味着品质。其实，作为职场人，应该明白一个道理：工作的"质"与"量"是相辅相成的关系，只有达到一种平衡才是真正意义上的完美，通俗一点解释就是"既保质又保量"。

但实际工作中，很少有人能达到完美的境界，不是干得太快牺牲了质量，就是做得太慢保证不了进度。当然，这都不可能是领导想看到的结果，自然逃不过领导的训话。可悲的是，这两种人还都有一套自己的理论，也就是开篇提出问题的那两种人。一个觉得精益求精却被批评很委屈，另一个觉得努力赶进度却没被认可意难平，于是就开始焦虑上了，内耗起来了。其实，他们都犯了一个错误，无论是完成还是完美，都需要一个情境——因为下派任务的是领导，当然要从领导的角度去衡量，而不是凭你自己的判断。

在领导眼中，完成往往代表着能力，而完美代表着态度。所以，在领导的认知里，完成的优先级一定大于完美。但每个领导都是贪心的，其实哪个他都想要。如果你完不成，那就是能力不行；如果你做得不够好，那就是态度不对。说了这么久，不是又陷入死胡同了吗？其实不然，这正是所说的完成与完美的平衡点。如果，仔细研究过那些职场"大拿"们的做事逻辑就会明白，他们做事又快又好，甚至不会为工作焦虑和内耗的根本原因，正是他们已经理解了"平衡点"的概念："会干活"的人，一定是先去完成，再追求完美，单一地追求哪一个都不是最优选择。能让自己最舒适、领导最满意的平衡点也在于此，先完成工作，让领导看到了你的能力，余下的时间进行优化趋近于完美，再让领导看到你的态度。

　　与"大拿"们不同，有的人之所以会在职场中焦虑，是因为他们总爱用强迫思维来为自己找借口，说自己有强迫症，"接受不了应付""要做就做到最好"。听上去蛮有道理，但是业绩在领导眼中却接近于零，这跟光说不练没有什么分别。还有的人，过分担心结果不好，还没开始就已经有了悲观论调，不但没有做好犯错的准备，也没有给自己容错的机会，整天就在纠结中度日，结果工作全都被那些不切实际的想法给耽误了。

　　既然完美那么耽误时间，只是完成工作足够吗？从某种意义上讲，工作允许完成但不完美，但决不允许完美但完不成。所有的事情，都是在完成的基础上进行不断地优化和打磨，锦上添花。如果对着半成品盲目改进、优化，无异于盲人摸象，闭门造车，看不到全貌和对比如何能做到极致。所以，完成的意义要大于完美，如果非要从中选择一个，那必然优先选择完成。

　　职场有一句话叫"选择大于努力"，这并不是宣传不劳而获的思维。其深层的逻辑是：用智慧去做出选择，才能事半功倍。假如现在你还在为不能完美而焦虑，最好还是暂且放下工作静一静。内耗和焦虑非但解决不了你的工作，相反还会拖慢你的脚步。强大的人不会纠结于此而止步不前，不如索性先去做，其他的都交给时间。

反内耗二三说

1. 先完成，再完美，一个是有始有终，一个是锦上添花。

2. 做好不等于最好，看不到事情的全貌，与没做毫无分别。

打工和高兴是两码事

内 耗 者 说

如果工作也能是件开心的事，那该有多好啊……

可能 99% 的人都不喜欢上班，其中的原因多种多样，有人认为离家远，有的觉得薪水低，还有的感觉没发展……其实，归根结底都是一件事情惹的祸——不快乐。但你有没有考虑过一个问题：如果有两份工作摆在你面前，一份工作不快乐，但能让你实现财富自由，另一份工作很开心，但可能只够解决温饱问题，你会作何选择？

经常有人说："世上绝大多数烦恼的来源都是与财富相关"，人们觉得导致工作不快乐的原因都是因为薪水没有达到预期。这种说法未免有些片面，不开心的原因有太多了，工作上不开心的原因就更多了：被领导批评、被同事算计、被压力困扰、为前途忧虑……很多人感觉工作不快乐，并不是单纯因为薪水问题，而是觉得快乐和薪水应该兼得。正是因为既不快乐，薪水又低，所以才更加不快乐，这才是职场人被焦虑情绪困扰的根本原因。我们都知道"不为五斗米折腰"的故事，再读一次，看看会带给我们什么新的启迪。

陶渊明所生活的年代动荡不安、官场黑暗，很多有识之士都过着怀才不遇的人生。陶渊明也深知这种现状，所以他怀揣着报国为民的热忱步入了仕途，他希望能够用自己的才学和智慧为百姓谋求福祉，而官场的尔虞我诈、趋炎附势、勾心斗角成了他最深恶痛绝的事。原本陶渊明在小县城里当个县官，虽然俸禄不多，但能为百姓做一些实事他也觉得十分开心。

但事与愿违，一次，一位督邮前来视察工作，此人不但粗俗傲慢，还四处索贿。这位督邮刚一到驿站就派人来催促，让陶渊明赶快过去见他。于是，陶渊明就换了一身素衣准备前去。可是，还没等走出大门，他就被府里的小吏给拦住了。小吏对陶渊明说："大人，这次来的可是督邮，您应该穿上官服，带上礼物，恭恭敬敬地去迎接。如果督邮心情好，说不定回去之后还能在太守那里为您美言几句。如果您怠慢了他，没准要吃不了兜着走呢。"陶渊明一听这话，连忙取来官服和官印，放到了小吏手中。他叹息道："如果让我为这五斗米的俸禄向那种人低头弯腰，这个官我宁愿不当了！"说完，就气冲冲地走了。

后来的几次类似经历让陶渊明对官场彻底失望了，他最终放弃仕途，过起了隐居的生活。回到田园的陶渊明，虽然生活清苦，但感受到了前所未有的快乐。隐居期间他写下了许多优美的诗篇，表达着对田园生活的热爱和对自由的向往，包括那篇家喻户晓的《桃花源记》。

故事虽然久远，但道理还是那个道理。陶渊明之所以能被称为靖节先生，自然有常人无法比拟的风骨。但他的经历又何尝不是现在某些职场人所面临的困惑呢？工作不应仅仅为了获取报酬，它也不是生活的附属品，相比之下，自我价值的实现可能更为重要。内心的满足与快乐也不只是物质，也有认可、体谅和尊重。当工作与我们的价值观和兴趣相契合时，自然会带给我们热情和斗志，从中获得成就感和幸福感。然而，如果工作只是为了迎合他人的期待，违背自己的本心，即使物质上有所收获，内心也会感到空虚和痛苦。

在这个世界上，对于工作的态度和认知，大致上会有三种层次：工作与生活泾渭分明；忘我工作，享受其中；开心至上，追求自由和快乐。相信，绝大部分人应该属于第一种，视工作为枷锁，只把工作当成换取生活成本的途径。第二种是那些"工作狂"和职业精英，他们把工作本身就当成一种快乐。第三种层次的境界已经脱离了物质的束缚，精神追求才是他们的目标，这便是陶渊明所在的段位。

在现代社会中，我们也常常面临着类似的抉择。有时候，为了高薪和所谓的成功，我们可能会选择一份自己并不喜欢的工作，承受着巨大的压力和疲惫。打工和快乐本就是两码事，非要执着于统一，当然是自寻烦恼。工作的本质并不是为了"买快乐"，而快乐的目的也不是为了工作，总是抱着错误的期待，自然越期待就越纠结。

很可惜，陶渊明的层次一般人可能永远也达不到，只能作为一种口号喊一喊罢了。毕竟，我们还要在这个世俗的世界中生存，"五斗米"虽少，但也能解决生活的温饱。所以只能继续苦恼吗？当然不是，我们不一定做到陶渊明的洒脱，但也不用卑躬屈膝去换取自我价值，郁郁寡欢就更不是明智之举，因为成就和快乐都不是用钱能够买得到的东西。就工作而言，成就、金钱和快乐都不是追求的最终目的，只有成长才是一件正确的事。成长所带来的成就感能稀释工作的苦闷，成长的专注能忘记工作的痛楚。假如有一天，你遇到了一份既开心又有成就感，还能让你保持斗志的工作，那么只能说明两件事情：要么你的成长让你跨越了层次，要么就是这个工作真的很适合你。

反内耗二三说

1. 别试图用金钱去守护你的尊严，它可以带来羡慕，同样也可以带来痛苦。

2. 开心和赚钱哪个都不重要，开心地赚钱才最重要。

不懂放弃就永远没有新的开始

内 耗 者 说

我感觉很难受，可是，就是无法学会放手……

在这个竞争激烈的时代，我们面临的机遇和挑战越来越多，但随之而来的问题和困扰也越来越多。有很多人不喜欢现在的工作，因为总是会让人不知所措，但为了保住得来不易的饭碗，他们又不想放弃。因为在他们心中有一个信念：相信有一天，不是改变了工作，就是被工作改变，到时候一切问题就自然而然地解决了。

这种想法无非就是靠适应，认为痛苦和矛盾都是由于不适应造成的，所谓习惯成自然，工作经验都是"熬"出来的。然而，这种想法真的就很离谱，靠适应得来的工作，又会有多大的前途？假如你正为一份自己怎么也无法做好的工作而担忧，那你有没有考虑过到底还要不要做下去？如果你是个内耗的人，还是要奉劝一句：要学会该放弃时就放弃。

很多人受到的情绪激励是这样的：我们每个人都有短板，

应该努力去弥补自身的短板，才能让自己成长。不要害怕面对自己不擅长的东西，勇敢去做，去实现自己的价值。这种心灵鸡汤大家都很熟悉，可能某些时候这种所谓的激励确实给了很多人动力。但，它就一定是对的吗？表面上，它的逻辑没有问题，人的确应该敢于挑战，实现自我突破，这是人生获得成就的重要意义所在。不少人也是在它的激励下坚持着自己不擅长的事，结果却陷入了深深的焦虑，最终变成严重的自我怀疑。究竟错在哪里？其实，并不是坚持的人错了，而是他们被这种存在漏洞的逻辑给"洗了脑"，即便已经有了情绪内耗也不懂得放弃。为什么这些"鸡汤"是错的？因为它们没有告诉你，"打鸡血"也不是通往成功的捷径，为错误的东西坚持没有任何意义，有时懂得以退为进才不会走进死胡同里！坚持是有条件的，首先要坚持对的，最后就是要知道什么是错的。

有一句话说得十分透彻："没有人可以回到过去重新开始，但每个人都可以从现在开始，创造一个崭新的未来。"重新开始便是结束没有意义的前进，如果你的志向让你止步不前，即使它再伟大，也该舍弃。很多人困扰或失意，正是因为看不到未来，为了能够满足各种欲望和信念，宁可做自己并不喜欢也不擅长的事情。在真切地感受到现实打击，在欲望与能力的角逐中被彻底抛弃，他们苦苦坚守的工作到头来只会给他们带来自我怀疑。只因，他们在做出抉择的时候并没有想过：假如站在了错误的位置，再怎么调整方向，迎来的都只能是逆风，工作如此，学习如此，生活亦如此。

  杰夫·贝佐斯，应该很少有人不知道他的大名。贝佐斯是富豪榜上的常客，也是各种报刊的封面人物，可能人们并不知道，他同样是与失败和变化打交道最多的人之一。贝佐斯毕业于美国普林斯顿大学，曾经沉迷于物理的他却对日新月异的计算机领域产生了浓厚的兴趣，从而选择了计算机专业。毕业后，贝佐斯拒绝了英特尔和贝尔实验室的邀请，加入了一家名为 Fitel 的科技创业公司，他觉得只有 Fitel 才真正需要他。不久，贝佐斯凭借他的才华成功成为那里的高层，但两年以后，他就辞职了，然后去了金融行业。在基金领域工作了几年后，贝佐斯已经成为副总裁级别的"大咖"，然而他还是没有停下脚步，又看上了互联网这块正在崛起的"蛋糕"，转而开起了网上书店。在贝佐斯的价值观里，尝试的意义大于失败和放弃，他宁愿受挫折，也不愿意止步不前。最终，贝佐斯放弃了拥有的一切，在车库里开始了自己的创业历程，最终在互联网领域创立了事业——亚马逊网。

  贝佐斯的案例并不是奇迹，而是敢于重新开始的特质造就了他独特的探险精神。他从来不会在一个领域坚持太多，如果感受不到成长，他就会选择寻找新的机遇。然而这种看似频繁的"放弃"并不意味着没有规划，也并不等于没有长性，而是要根据自身来做规划，每一份工作都做到专精。贝佐斯的成功最终证实了，他所有过往的工作经历都成为他成功的基石，他的"放弃"并不是头脑一热，而是经过深思熟虑。我们被动地接受了太多勇于坚持而最终成功的例子，但却从来没有关注过那些同样挣扎过、怀疑过，在另一条路上崛起的人，贝佐斯正是其中之一。

正如贝索斯说的那样："从现在开始回首过往的人生，我希望尽量不会留下任何的遗憾。我相信等到我 80 岁的时候，也应该不会后悔我今天要挑战的每一个决定。"如果一件事的坚持让你很疲惫，那不如停下来总结自己，重新规划、尝试新的机遇，兴许会遇到转机。一旦停止了错误的追逐，对的就有可能在前方等着你。

反内耗二三说

1.只知道一味坚持，恐怕给自己的路只有一条。识时务地放弃，便是给自己无限种可能。

2.有时候，能让心灵获得自由的并不一定是"抓住"，也可能是"放手"。

"班味"十足的你，
还有多少属于自己的时间

内耗者说

无论到哪里，总能被看出是个上班族。

到底是因为形影不离的笔记本电脑？

还是这疲惫憔悴的气质……

最近，一张在网上流传的图片直击人心：在傍晚的高铁上，坐满了手持电子设备远程办公的上班族。网友见此情景纷纷调侃："没想到这个时间，高铁上的'班味'居然超过了办公室。"这可能就是现代打工人状态的一个缩影：永远也做不完的工作，还有一身去不掉的"班味"。

到底什么才是"班味"？词条给出的解释是"一旦上过班，你的气质就变了"，言外之意颇有点玄幻的感觉。根据大家的总结，有"班味"的人可能具有以下特征：穿着土气、身心疲惫、披头散发、焦虑不安、生活乏味、精神内耗等。而且

"班味"过浓的人的特质更加明显，他们可能都很矛盾，天天离职不离口，满勤奖却拿到手软；他们都很"双标"，找不到上班的理由，却每天不自觉地疯狂工作；他们都很"勤劳"，尽管看上去已经疲惫不堪，内心的斗争时刻却没有间断；他们都很神奇，不管距离多远，总能准时出现在工位上。尽管很多人把生活过成了"双面人生"，上班邋遢，下班精致；上班木讷，下班叛逆，但还是能被人一眼就识破上班族的身份，这可能都是因为那挥之不去的"班味"在作怪，它为何已经深入了我们的生活？它为什么无法驱散？只因为：

"班味"是一种状态，早已刻在了脸上。它是过度内耗的表现，内心的迷茫、精神的疲乏、身体的劳累，被这"三座"大山压得死死的，早就没有了当初的阳光灿烂和自由自在。

"班味"是一种味道，早已经深入骨髓。它是为了提神醒脑灌进去的咖啡味，混着地铁、公交上的汗臭味，还夹杂着办公室里散发出的霉菌味。然而，从一张张冷漠的脸上，怎么都看不到该有的"人情味"。

"班味"是一种变了味儿的生活，早已经把人变成"行尸走肉"。穿行在上街有几次是为了散步锻炼？其实，每一步都是为了跑订单；有几个电话是打给亲人的问候？其实，每一次通话都是为了成为业务骨干；有几个休息日是真正让身体休息？其实，一边在沟通业务，另一边却在心里骂对方是个"混蛋"。

原来，"班味"并不是把上班族"一棒子打死"，而是为了警醒那些被工作弄丢了生活和自我而不自知的人。内心豁达的你可以对这些视而不见，把它当成自我调侃。在否定这些之前，只需要回答一个非常简单的问题，你上一次坐下来好好吃饭，是什么时候？没有远程会议，也没有工作微信，更没有业务电话，是什么时候？如果，连你自己都记不得了，是不是该好好思考一下，这样的生活到底有什么意义？你这样焦虑又是为了什么？还有多少时间是属于你自己的？

如今的"班味"渐渐取代了"累丑"。因为，形象上的转变已经不足以说明当今上班族的那种状态，高强度的压力和节奏已经开始对打工人进行身体和精神的双重摧残。这是一个危险的信号，并不是轻松的调侃。所以，人们喊出了"下班也不行，只能辞职"的口号，远离"班味"成了当今年轻人"为自由而战的斗争"。从步入职场时带着青涩的理想和面容，到现在，脾气越来越暴，业绩却越来越低，这些像不像现在的你？

讨论这样的话题，不是为了鼓励逃避工作，为懒惰寻找借口。目的在于让"班味"十足的你正视现在的自己，告别无休止的精神内耗，重回正常的生活轨迹。我们都需要有自己的时间去放松身体、整理情绪，任何人都不是永不停止的机器，长此下去必然会出现这样或那样的问题，今天是情绪，明天可能就是身体。

一位打工人，在连续工作了23天之后猝死，然而却被拒绝认定为工伤。无独有偶，从事销售行业的王某，在肺炎感染的情况下依旧被要求加班、开会、与客户沟通，导致病情恶化，不幸离世。然而，得到的结果同样是"不予认定为工伤"。直到他去世近两年后，家属才拿到迟来的工伤认定书。

不能不说这正是现今职场人的悲哀，努力和勤恳得不到认可，超负荷的工作，让精神每况愈下，让身体摇摇欲坠，却仍把工作摆在第一位，这不叫勤劳，而是愚昧！累了就休息似乎也成了职场人的原罪，那些"班味"就是留在身上赤裸裸的证据。它们不能说明你有多努力，只能说明：你有多爱工作，就有多不爱自己。你需要的只是一份工作，活出价值，而不是一同卖掉你的情绪和你自己。

反内耗二三说

1. 忘掉那些让自己烦恼的规矩，活出自己，才是最好用的除味剂。

2. 想彻底解决掉"班味"，就把工作调成"待机"模式。

3. 工作再忙，也要留点时间给自己，这是你减压的自留地。

"学历焦虑""本领恐慌"，
打工人的硬伤

内耗者说

我觉得我们的差距只有一纸文凭，可是，又仿佛是群山峻岭……

当今的打工人真的令人心疼，为了能在职场中有一席之地，什么都要"卷"，"卷学历""卷能力""卷薪水"甚至还有"卷社交"的，就连吃顿烧烤都要"卷"起来。在职场中，学历和能力一直都是被热议的话题，打工人无时无刻不面临着它们所带来的沉重压力，"学历焦虑"和"本领恐慌"就如同两把利刃，深深刺痛着他们的心灵，成为职场情绪内耗和焦虑产生的主因。

学历，这个曾经被视为改变命运的金钥匙，如今却成为许多打工人心中的伤疤。不知道从什么时候起，学历成了一道门槛，高学历似乎成为进入理想企业、获取高薪职位的必备通行证。而那些学历不够出众的打工人和毕业生，往往在求职之初就感受到了现实的残酷。他们只能眼看着心仪的工作机会因为学历的门槛而与自己擦肩而过，内心充满了无奈和失落，这种有学历却等于没学历的感受，真的让人无比揪心。即便是已经在职场中摸爬滚打多年的人，也会因为身边同事的高学历背景而产生自卑感，担心自己在晋升、加薪等方面处于劣势，忧虑自己会被更优秀的人取代。因此，很多人开始重返"学生时代"，在"考研""考博"的道路上艰难地攀登，以为有了学历就有了未来。但，即便拥有了高学历仍旧没有到达顶点，还有漫长的"考证"之路在等着他们，各种职业资格证书、等级证书等，五花八门，就像过不完的关卡。在学历不断贬值的今天，"学历通胀"让很多大学生刚拿到毕业证就失去了就业机会，这怎能不让人茫然？

能力本来是打工人们"吃饭"的看家本领，也是因人而异的独门秘籍，就算没有学历，有能力也总该有一席之地吧？但随着"内卷化"的蔓延，能力成了炫技的资本，非良性竞争，逐渐成了让人不断产生内耗的元凶，"不看学历，看能力"的时代也早已经一去不复返了。随着科技的日新月异和行业的快速变革，新知识、新技能层出不穷。如果跟不上时代的步伐，不能持续提升自己的专业能力，被淘汰出局也是早晚的事。职场人害怕自己掌握的技能过时，担心在面对新的工作任务和挑战时力不从心。这种对自身能力的不自信和对未来的不确定性，进一步加剧了他们的焦虑情绪，让他们做事畏首畏尾，在责任面前逃避和推诿的现象层出不穷。无疑，这种严重的情绪内耗，对打工人的身心健康和职业发展都产生了极为不利的影响。从心理层面来看，长期的焦虑和自我怀疑会导致自信心受挫，使人变得敏感、脆弱，甚至出现抑郁等心理问题。在工作中，情绪内耗会分散注意力，降低工作效率，影响工作质量。由于过度担忧未来，打工人难以全身心地投入到当下的工作中，从而错失了提升自己的机会，陷入了一个恶性循环。现在的职场中"学历焦虑"和"本领恐慌"的浪潮越来越凶猛，席卷着每一个打工人平静的生活，失眠、焦虑、抑郁、情绪化如同健康杀手，摧残着他们本就脆弱的心灵，一个个触目惊心的案例让人心酸。

　　一位人人羡慕的高学历海归，回国后就任于某大学，担任副教授。本应该是别人眼中光鲜亮丽的"青椒"，却草草地结束了自己短暂的一生，令人无法想象的是，把他推向深渊的"真凶"之一竟然就是万恶的"学历焦虑"。这位年轻的海归博士叫小宋，原本夫妻恩爱，家庭幸福，前途也充满光明。在国外攻读时的导师就曾评价他是一个极其勤奋的人，他所发表的论文曾被引用过数百次，他不仅有能力，也有贡献。婚后的小宋贷款买了一套房，每月都要负担高额的月供。然而，与工作压力相比，小宋的经济压力就显得不值一提了。为了拥有更高的学术地位，他必须在论文和研究项目上保质保量才能拥有优势，更重要的是，他还要面对"非升即走"的严苛考核。"非升即走"就是在指定期限内达到某个等级的职称标准，如果未能达到就只能被辞退。在这样的巨大压力下，原本就患过抑郁症的小宋整天活在焦虑之中，甚至吃不下饭，睡不着觉，神志也开始变得失常。然而，压垮他的最后一根稻草还是来了，在考核中，小宋被学校认定为不合格，不但被降职降薪，还被校方要求退还一部分福利补贴。最终，小宋在无尽的失望中结束了自己的生命，去世时他还不到 40 岁。

　　小宋的遭遇不免让人感慨工作之重与生命之轻。到底是什么让职场和学校变成心灵的坟墓？似乎，人生早已没有了所谓的巅峰，有的只是"山腰青年"们在不断攀登看不到顶的山峰。然而，每个人都应该有自己的人生，它应该取决于努力和奋斗，而不应该只是一纸文凭。别让学历成为工作的"必需品"，无论什么样的学历，都有权利过好自己的人生。职场人，你需要对工作保持一份轻松，对生活多点热情，提升自己固然是好事，但有时也要懂得量力而行。

反内耗二三说

1. 可以与本领角力，但没必要为它而焦虑。

2. 未来是用努力和拼搏换来的，而不是用学历买来的。强大的内心会比学历带来更多的安全感。

理性对待批评，走脑别走心

内耗者说

我那么努力，为什么还要批评我？

我的心像被摔得粉碎的玻璃，再也无法完整地拼

起……

在开始之前，先来看一个小故事。

有位叫小欧的工程师，工作勤恳、能力优秀。他的工作是负责管理几个小团队，他平时任劳任怨，就是有一个缺点——喜欢内耗，而且有点"玻璃心"。小欧的上司与他年龄相仿，但是职场经验却比小欧要资深，很懂得运用"手腕"。在小欧眼里，这位上司虽然能力出众，但就是缺少一些人品，所以在他心里对这位上司并不怎么认可。然而上司却很受经理的赏识，小欧平时的工作状态也是经常有苦难言。每天，只要一上班，上司就开始"摸鱼"，工作就全交给小欧去做，而小欧就要带着团队加班加点地干。小欧又要制订计划，还要跟踪反

馈，各种琐碎的工作他都要从头跟到尾。即便做到这样，还要时不时忍受上司的 PUA、下属的埋怨，动不动还要忍受功劳被人霸占的局面。这种"夹板气"让小欧十分难受，长期的内心不平衡，让他的情绪逐渐内耗起来。

一天，小欧的一名下属犯了错，上司却狠狠责怪了他，还扣除了他的绩效。小欧顿时感觉"热血上头"，便和领导发生了小冲突，但很快他们就和解了。原本以为这件事就此过去了，但小欧发现自己的绩效经常被无故克扣，又一股"无名火"涌上心头，他便跑去找上司理论。没想到，本来想理直气壮地质问上司，最终却遭到了上司的猛烈反攻。嘴笨的小欧理论不过上司，只好暂时选择忍气吞声。但是，这种羞辱感让小欧陷入了更严重的内耗，气不过的他拿起手机，在朋友圈一连发了好多条状态，明嘲暗讽地控诉上司的作为。虽然发泄情绪之后，小欧感觉舒服多了，但是后果也可想而知，同事们知道了，上司知道了，连经理也知道了。然而，小欧并没有等来上司被经理严惩的结果，恰恰相反，在公司的一次裁员计划中，小欧赫然在列，成了第一批被"优化"的员工。

小欧一定想不明白他为什么会被裁员，甚至也可能因此而怀疑人生。但事实就是事实，职场不是学校，给不了人们那么多机会学习，也容不得那么多"玻璃心"。也许你也曾觉得委屈，被领导骂得狗血淋头，却只能忍气吞声，偷偷在心里"问候"对方。更有甚者，就像小欧一样暴跳如雷，当众顶撞，还把这种做法当成一种成就，从此树立起"领导克星"的大旗，自我标榜。那请问，然后呢？反抗不公自然值得赞许，但出气之后的后果该由谁来承担？不还是你自己吗？小欧的结局不就是例子吗？

而那些受了批评不敢吭声的人，就要更加悲惨了，他们的委屈得不到宣泄，任凭内心的坏情绪滋生，甚至在脑海里把一生所遭遇的不公都回忆了一遍。最后，他们得出一个结论：我为什么这么不幸？从小到大都得不到别人的肯定，我真失败！连领导的训斥我都不敢反驳，我对自己真失望！很显然，这种结果是谁都不想要的，或许"宽心"让自己真正从情绪中走出来的办法，你可以动脑，但千万别走心！

其实，被领导批评之后，纠结批评得对还是错并不是重点，重点是该如何修复关系，只有彼此都平静下来，很多误解、针对和看法才有希望被彻底解开。冲动的顶撞和选择沉默都只能为将来埋下情绪的种子，有百害而无一利。最好的做法就是放下情绪，先把对的批评记住，错误的批评忘掉，不要把"领导针对我"放大，而要反过来向领导请教如何改正，这才是最值得借鉴的技巧。所谓"不走心"，是不要把"被批评"这件事本身放在心上，也不要动不动就把委屈和不公的想法轻易留在心里，否则只会把伤害继续扩大，在心里留下无法愈合的伤疤。不走心的目的在于既不伤害自己，也不伤害你与领导的关系，这样一切就还能保留一丝转机。有时候做事不给自己留后路，也是一种自暴自弃。

面对批评我们要动哪些"脑"？当然，最不推荐的就是试图去猜想批评背后真正的意图，当务之急是考虑怎么修复关系，其他都等心平气和之后再说。脑袋是用来思考的，并不是用来"发热"和"内耗"的。有句话说得好："要感谢每个折磨过你的人。"因为，只要你不觉得这是折磨，那就肯定是成长。

不管怎样，都要让自己的情绪保持稳定，可不是压抑情绪，而是学会疏导和调整心情。虽然被批评谁也不好受，但换个角度想没准也可能是机遇。因为往往只有情绪稳定的人，才能担当大任，不试一试怎么会知道，领导会不会因为你的理智表现而对你另眼相看呢？

反内耗二三说

1. 经受批评也是一种"逆商"训练，报复就等于自暴自弃。

2. 一次批评可能不会伴随你的未来，但适度地反思却会。

3. 如果你从来没有被领导骂过，不一定代表你优秀，也可能是平庸之辈。

优秀只是信念，并不是标准

内 耗 者 说

　　我只是希望自己能变得优秀，但好像越来越忧愁
了……

　　对"优秀"这个词，相信每个人都有不同的理解和定义。在学习上，成绩优异、品学兼优；在生活里，魅力十足、多才多艺；在工作中，出类拔萃、独当一面。这些可能都叫"优秀"，也可能都不是真正的"优秀"。那我们一直在追求的优秀到底是什么？有没有一种可能：优秀本身就没有定义，只是我们自己在为难自己？

　　职场之中，越来越多的人感到焦虑和惆怅，他们迷失于渺茫的未来，也找不到前进的方向，只能消极地自怨自艾。究其原因，这些人正是被"觉得自己不够优秀"和"想变得更优秀"的焦虑捆住了手脚。这类痛苦的源头，无非就是把"优秀"当成一种标准在追求，其实永远也没有尽头。正如开篇所说的那样，每个人对优秀的定义都不会相同，每个行业对优秀

的要求也大相径庭，脱离了实际情况谈优秀，无异于要盖起空中楼阁。那"优秀"还重要吗？答案是：当然重要，但并非强求。

"优秀"可以作为成长的动力，但不一定是目标。很多企业宣传"狼性文化"，把员工打造成有目标、有抱负、有思想、有野心、有毅力的"五有青年"。在"狼性"的激励下，工作的业绩节节攀升，"优秀"的定义被不断刷新，那你认为自己足够优秀了吗？自然是没有。因为，优秀是一种超越，它本身就毫无尽头。人的一生也是一样，在幼儿园里，拿到一朵小红花就是优秀；上了小学，获得"三好学生"就是优秀；到了中学，成绩名列前茅就叫"优秀"；上了大学，985、211才叫优秀。可评判优秀的标准是什么？是同学们的投票，是老师的认可，还是成绩榜上的分数？其实都不是，真正的优秀，是不断超越自我所带来的成就感。优秀的感觉之所以存在，完全是因为"共识"所发挥的作用，而并不是依靠某种标准定义的，大家觉得你足够优秀，你才是优秀的。所以，何必把"不优秀"当成一种罪过，脱离实际地追求优秀，注定会求之无果，尽管同样付出努力，收获的依旧是挫败感。追求优秀永远没有终点，过于执着的结果不是变得欲求不满，就是误入求而不得的情绪深渊。那些所谓的"优秀者"们也未必像看上去的那么光鲜亮丽，或许他们正在经受着巨大的心理压力，甚至正处在精神崩溃的危险边缘。

在某些人眼里，"不能优秀"简直是一种灾难。因为，他们追求优秀的目的，并不是为了让自己成长，而是为了防御伤害。优秀就像他们手里的盾牌，能带来十足的安全感。他们拼命想要变得优秀的目的，就是害怕失败给自己带来的心理伤害。而那些自视优秀的人，往往会站在一个高点之上，自我要求自然也就高人一等。结果越是成功，就越会害怕失败，因为老祖宗有句古话叫"站得越高，摔得越疼"。当那些遥不可及的目标变成泡影时，他们比谁都害怕看到别人失望的目光，害怕自己"优秀"的光环失去光彩。叱咤风云、万夫莫当的西楚霸王项羽，应该就是说明这一点的最好例证。

项羽一生骁勇，自视甚高。在他的观念中，"不可战胜"成了理所当然。所以，当面对垓下之围如此不利的局势时，已经习惯了战无不胜荣耀的他，怎么还能承受如此巨大的失败与挫折？于是，历史出现了反转，项羽在乌江拔剑自刎，结束了他征战杀伐的一生。他宁愿选择死亡，也不愿接受自己的优秀形象破灭的现实。正是这种心态，导致了他只会沉沦于失败带给他的痛苦，而无法从失败中吸取教训，也无法在困境中寻求转机，从而走向了悲剧的结局。

最后，给那些依旧纠结于不够优秀的人一点建议：在职场里，即便竞争再激烈，也要放平心态，这是唯一能够救赎自己的法宝；认清自身的能力，谁都有做不到的事情，这并没有什么可耻的，只有正视自己的极限，才能更好地超越，反之只有

堕入内耗的深渊；一定要学会放松，给自己调整的时间，追求
也不必马不停蹄，人生还长，何必那么匆忙；要相信，总有一
些事是你做不到的，一句鼓励可能比赞美声更值得期待，失败
的经验也远比成就更加珍贵。有人说："越优秀的人，越孤
单。"所以别独自面对压力，学会分享可以帮你保持勇敢，比
变得优秀更重要的，是学会敢于面对挑战。

　　所以，变得优秀，并没有那么难，每天进步一点，你就比
昨天的自己更优秀一点。即便自己无法达到心里的那个"顶
点"，也没必要耿耿于怀，有时候遗憾反而是一种成全，总站
在山顶难免会让你的理想不接地气。学会把优秀当成一种习惯
而不是标准，总能遇到更好的自己才能让人生充满惊喜。

反内耗二三说

　　1.人生的意义并不在于成就，而在于追求。所以理
想不必多伟大，合理就好。

　　2.打倒自己的最快方法，就是给自己一个虚无缥缈
的目标；从挫败中走出来的最好方法，就是尽快忘记这
个目标。

第五章

余生，你只需要一个懂你的人

谁有情绪价值，就和谁在一起

这世上有一种人，只要接近他，就感觉很快乐……

荀子曾经说过："蓬生麻中，不扶自直；白沙在涅，与之俱黑。"表达的意思是：一个人所处的环境能改变一个人，就如同生长在麻丛之间的蓬草也会变得笔直，混在黑土之中的细沙也会被染黑。是啊，连性格都会因为熏陶而改变，又何况我们的心情。所以，为什么不和能带给我们好心情的人在一起呢？

现在的人很讲究"情绪价值"，就是一个人与别人交往时带给他人的情绪体验。如果一个人总是能让别人愉悦和快乐，那这个人的情绪价值就很高。这就好比荀子所说的"麻丛"和"黑土"的区别。"情绪价值"原本是营销学中的概念，描述的是产品和服务带给客户的体验感，这跟人与人之间交往时带给彼此的情绪影响如出一辙，因此它便成了衡量情绪体验的标准。

不能否认，这世界上有些人就是会让人开心，就像太阳一样能照亮所有黑暗。他们乐观豁达、积极向上，似乎"不开心"永远也跟他们不沾边。当我们和这样的人经常接触，自己也会变得阳光起来，这就是"共情"所带来的情绪力量。一个人"共情"能力的高低有什么区别呢？打个比方，假如你心情很低落，想找一位朋友倾诉。共情能力高的人很可能会说："别沮丧，在我们心里你是最棒的，别人说什么都不重要。"而共情能力低的人就可能会说："就这么点儿事儿，有什么值得悲观的呢？"听完之后，哪个让人心情更好，哪个让人心情更差，一目了然。所以，"高共情"并不简单地等于乐观积极，而是最高级的情商，同理，"情绪价值"就是社交活动中的顶级能力。多和共情能力高的人在一起，他们是你心情的解药。请远离那些只会扫兴的人，因为他们不会给你带来情绪价值，反而还会毒害你的心灵。

现在的人越来越重视情绪价值，谁让自己开心就和谁在一起。现在最不缺的就是负面情绪，还有必要给自己的心情"添把火"吗？谁都希望有人能做自己的灭火器。有情绪价值的人就像一束光，能照亮脚下，也能为你照亮前方，他们甚至可以不用说话就能让你感受到激励，这种强大的治愈力，几乎能帮你治好绝大多数坏情绪和焦虑，还有什么理由不和他们在一起？如果你身边也有这样的朋友，一定要珍惜，只有三个字的建议：多接触！

如果长期暴露在不良情绪的环境中，再积极向上的人也不会保持好心情，负能量就如同病毒一样，无孔不入，还记得那个"情绪感染实验"吗？现在，这里还有一个故事。

　　一位老板因为违章驾驶，被交警开了罚单。心情沮丧的老板来到公司，怎么看员工都不顺眼，于是在工作上挑刺，他狠狠地把员工训斥了一顿。员工一整天都情绪低落，好不容易熬到了下班，他带着憋闷的心情打开了家门。可是，映入眼帘的却是杂乱的客厅，儿子正在客厅玩耍，玩具被扔得到处都是。父亲看到如此景象，顿时火冒三丈，白天被领导训斥的压抑情绪全都发泄在了一旁的妻子身上，埋怨她不打扫房间。妻子觉得自己很委屈，觉得自己平时任劳任怨，一天到晚操持家务的辛苦不被丈夫理解，于是她就拿正在玩耍的儿子撒气。她冲着儿子大吼大叫，儿子被吓得不敢吭声，只好委屈地回到房间。这时，家里的猫走进了房间，在儿子脚边不停地打滚。孩子因为被母亲责骂，心里也十分窝火，为了发泄心中的怨气，他狠狠地朝猫身上踹了一脚。猫受到了惊吓逃到了马路上，此时正好有一辆卡车经过，猫的出现让司机慌了神，情急之下猛打方向盘，最终意外撞伤了在路边玩耍的无辜孩子。

　　从一次训斥开始，原本的一件小事却被一次又一次地放大，最终导致如此严重的后果，这便是情绪传递的可怕之处。这个故事就是著名的"踢猫效应"，也叫"坏情绪连锁传染效应"，它直观地告诉了我们，保持正向情绪的重要性——情绪上的传染比病毒更可怕，假如你无法消化掉坏情绪，那就找一个能给你好心情的人。

与情绪价值高的人在一起，可以治好你的内耗，他们的一句鼓励，或者一句问候，都可以抚平你那颗焦虑的心；与情绪价值高的人在一起，可以养好你的脾气，把冲动、暴躁和矛盾统统关在心门之外；与情绪价值高的人在一起，可以让你重拾勇气，让人不再害怕失败，敢于面对每一个挑战；与情绪价值高的人在一起，可以帮你找到自我价值，停止自我否定，给你直面生活的底气。

情绪是一件无比昂贵的东西。但愿每个人都能找到那个给自己情绪价值的人，也希望每个人都能做一个有情绪价值的人，让自己和别人的人生充满春风般的慰藉，也带给世界治愈一切的光明。

反内耗二三说

1. 正能量的人，就如同星辰大海，总能让你看到这世间美好的东西。

2. 鼓励与肯定就是人生的罗盘，能够给人无限的希望和动力。

3. 与高情绪价值的人同行，不管到哪里都像经历了一次"心灵蜜月"，那是人生最美妙的时刻。

情感勒索也是一种心理操控

　　我想找回我自己，却发现，真正的我早已被抽空了……

　　如果说有能提供情绪价值的人，那就一定有剥夺情绪的"盗贼"。很多人生活得不快乐，甚至充满痛苦，如果无法从自身找到问题，那最有可能的情况就是他们遭遇了"情绪勒索者"。

　　所谓"情绪勒索"，就是一种情感操纵手段。"勒索者"通过利用别人的心理弱点或情感期待，放大被勒索者的心理恐惧和内疚，剥夺被勒索者的自尊和安全感，迫使其顺从和接受自己言行的现象。喜欢情绪勒索的人，往往只把别人当成情绪宣泄的"垃圾桶"，最喜欢用言行来消耗别人的情绪，通过掠夺别人的自尊来满足自己的心理需求。通俗点理解，"情绪勒索"就是我们常说的 PUA。这些"情绪勒索者"非常恐怖，他们不同于偷取钱财的盗贼，而是把别人变成他的"情绪宿主"，源源不断"盗取"情绪价值。而被勒索者的生活往往在不停地否定、强迫和打压下变得暗无天日，他们不仅精神消极、自我怀疑，甚至内心里满是"勒索者"灌输的情绪垃圾，变成一个极度内耗和充满负能量的人。

不能不说这是一种悲哀。不要以为"情绪勒索者"离我们很远，其实他们就在我们身边，甚至让你感知不到。当你要参加一个同学聚会时，你有没有听过这样的威胁："如果你去，就再也别回来了！"当你的同事对你的工作指手画脚、品头论足时，有没有听过这种言论："我可都是为了你好！"当你的朋友请求你帮忙却被你拒绝时，有没有听说这样的抱怨："还朋友呢，就这点忙都不肯帮？"其实，这些生活中似乎已经司空见惯的对话，都是情绪勒索者惯用的口头语。然而，每次听到这种话，你只知道它们会令你不开心，却并不知道自己早就掉进了对方为你设置的"情绪陷阱"。

职场中的 PUA 事件越来越频繁，而家庭与感情中，它们也并不少见。然而多数时候，"勒索者"们对他们的勒索行为毫不知情，甚至对于给别人的伤害也并非故意，但这的确让人很难相信，那个正在"勒索"你的人，或许就是你最爱、最要好，甚至最尊重的人。而被"勒索"最多的，正是那些缺乏自信、情感脆弱的女性，因为她们性格柔弱，在社交上很少主动，对待冒犯也总是表现出自卑、宽容、妥协、退让的姿态，这太容易激起"勒索者"们的控制欲，不知不觉地便开始承受起"勒索者"所施加的精神压力。

电视剧《都挺好》里面有个爱"作妖"的父亲苏大强，这是一个典型的"情绪勒索者"的形象。那个喜欢迁就父亲的苏明哲，不但被勒索了感情，同时也成了勒索弟弟妹妹感情的"勒索者"，让人觉得既可笑又可悲。不能说苏明哲的孝顺是错误的，但他把孝顺的底线放得太低，以至于自己陷入父亲的情感操控，却依旧把自己当罪人。所以，要分清是自己的问题，还是你正在面临的问题。

通常，"情绪勒索"都会经历要求、抵抗、施压、威胁、屈服、重复六个阶段，勒索程度渐渐升级。从最开始提出不合理要求遭到拒绝，到对对方施加心理压力，再到利用诱惑和威胁等手段迫使对方屈服，最终彻底控制对方不断重复索取情绪价值。假如你不确定自己是不是已经被"勒索"，或者想知道自己是不是"勒索"别人的人。那就看看对方或者自己身上有没有这几个特征：

"情绪勒索者"动不动就爱搞威胁，如果不接受他的想法，要么分手，要么断绝关系；

"情绪勒索者"很擅长强加责任，他满口"失望"的时候，就已经开始表演了；

"情绪勒索者"拿手的是策略，假如想让你唯命是从，就用沉默让你先屈服；

"情绪勒索者"最喜欢谈付出，想消耗掉你的情绪，让你感觉亏欠才是最"廉价"的策略。

如果你经常遇到上面的情况，十有八九你已经被"勒索"多时了。可能在你心里，这些事情忍一忍就会过去，但它们会不断腐蚀你的思想，直到你的潜意识接受这些逻辑。这就好比给自己的精神戴上永远也撤不掉的枷锁，让心灵变得狭隘，情绪变得失控，最终落得身心疲惫。想避开"情绪勒索"，办法只有两个：要么远离，要么改变。远离那些让你心情变得糟糕的人，不管他们是不是在勒索情绪都必须那样做，让自己保持好心情比什么都重要。如果想改变，那就丢掉你的自卑、妥协、软弱和自责的心态，用自信去拥抱每一天。给你的情绪装上"刹车"，为心灵装上"护杠"，就再也不会被别人丢过来的坏心情撞得"人仰马翻"了。

反内耗二三说

1. 抱怨本身就是一种情绪勒索，停止抱怨就是在停止"心理犯罪"。

2. "情绪勒索"不会让你丢掉性命，但却能让你坐立不安。

3. 为别人的坏情绪买单，就是给自己的好心情添堵。

感情这件事，较真你就输定了

内耗者说

总是把自己最真的感情作为赌注，然而，每次都输得倾家荡产……

漫漫的人生之路上，温暖的感情就像一道霞光，为我们的心灵带来无尽的温暖与慰藉，让我们沉醉在幸福的海洋里。然而，并非所有感情都值得痴迷，都值得将其视为生命的全部真谛。有些感情如同深不见底的泥沼，只会让人迷失了自我，失去生活的勇气。

友情，是人生旅程中熠熠生辉的宝贵财富，真正的挚友能够在风雨飘摇的时刻毫不犹豫地伸出援助之手，与我们共同分享生活中的喜怒哀乐。但，友情也有崩塌与背叛，倘若无法放下这样变质的友情，无疑是对自己最大的伤害。有时，我们会过于在意朋友的看法与评价，为了维系所谓的友谊而不停地妥协与迎合，甚至不惜牺牲自己的原则与利益，那么这已经不再是友情，而是一种枷锁。好好问一下自己，你到底维持的是感情？还只是这段关系？也许对方并不在意你有多痛苦，不然他就不会让你深陷自责与痛苦之中，自己却视若无睹。所以，何必还押上自己的情绪，为别人的不珍惜埋单呢？

爱情，更是令人心醉神迷的美好。当人们坠入爱河的那一刻，往往会毫无保留地投入其中，将对方视为自己的整个世界。然而，爱情的旅程也并非一帆风顺，对爱情的过度依赖并非一件理智的事情。被爱情伤得遍体鳞伤的人比比皆是，谎言、不忠、暴力都是隐藏在甜蜜背后的阴暗面。很多人在偏离轨道的爱情中迷失了自我，变得患得患失。对方的每一个细微举动、每一句轻言细语，都可能在脆弱的情感中掀起阵阵疾风骤雨。为了迎合对方的喜好，人们往往会不断寻求改变，丢掉原本的自己，但这却偏偏才是导致感情分崩离析的真正"元凶"。

如果一段错误的感情给自己带来了难以承受的伤痛，放手可能是最明智的选择，而为此还恋恋不舍实则是对未来的不负责任，除了留给自己深深的伤害，其实一文不值。

重情是一种优点，痴情就是一种自罚。这种不健康的心态只能迷失自我，忽视了感情带给内心真正的需求和价值。当感情成为生活的全部，命运也就与之捆绑，它消失，灵魂也就随之灭亡。因此，学会随时放下，珍惜该珍惜的，放下该放下的，同样是精彩的生活，该如何去做，其实摆在面前的有很多种选择。

永远别低估自己的价值，它不一定只体现在那段伤痕累累的感情里。每一个人都是独一无二的个体，当我们在其他领域取得斐然成就时，自信心和自我认同感便会成为主导，从而不再过度依赖感情来证明自身的价值。

学会在感情的世界里寻求平衡。相处的核心便是彼此尊重，尊重个性，也尊重选择，空间才是最好的保鲜剂。别用底线体现自己的价值，因惧怕失去感情而毫无原则地妥协和退让是最愚蠢的行为。越是遇到困境，就越要学会冷静面对，保持完整的自我要比寻求原因重要得多。

即便再重视感情，也要坦然接受它的不完美。这世上，没有十全十美的感情，包容才是治愈感情和维系感情的良药。不苛求对方，也不对感情抱有不切实际的幻想，唯有如此，我们才能在感情的洪流中保持清醒的头脑，避免陷入内耗和焦虑的漩涡而变得歇斯底里。

别对感情较真，并非要我们变得冷漠无情，而是希望我们在感情的旅途中保持一份清醒与从容。领略感情带来的美好并不是靠强求，珍惜一份感情也不需要时刻都放在心头。感情正如一张珍藏的老照片，偶尔拿出来回忆是一种幸福，但天天摆在眼前的时候，它可能就是一个再普通不过的摆件。

反内耗二三说

1. 如果不能放下一段错误关系，伤害的就不只是感情，还有你善良的心。

2. 为情所困的人并不傻，只是内心极度缺少认同感。

3. 放下一段感情的最好方法，就是开始一段新感情。

4. 适当的自私不是坏事，为自己考虑，也是重情之人的必修科目，以免让自己的好心，惯坏了那些得寸进尺的人。

做自己的靠山

内 耗 者 说

　　我的心犹如漂泊的孤舟，一直在等待那座灯塔的出现。

　　没有方向，只有黑暗……

　　聪明的人很早就已经明白一个道理：无论人生路有多曲折，到最后都是与自己相伴而行。父母不能相随一生，朋友终究有聚有散，爱人也许不能白头相伴。于是，人生最为珍贵的财富，便只有把自己变成那个最值得信赖和依靠的人。

　　可惜，并非所有人都能领悟这一人生真谛。总有一些人将自己的人生希望捆绑在他人身上，他们在依赖中迷失自我，失去了独立面对生活的勇气和能力。一旦失去了依赖，他们的世界也会随之崩塌，伴随他们的就只剩下苦闷和焦虑。

　　每一个人，都应是这世上独一无二的生命。他们或似一棵挺拔的大树，在适宜的土壤中牢牢扎根，尽情吸纳着阳光，承接着雨露，在属于自己的世界里坚强地成长，枝繁叶茂。大树的成长源于自身的力量，它们凭借着坚韧的根系和枝干，独自抵御风雨。而有的人，则如同那攀缘生长的藤蔓，只有找到强大的依靠，才能昂首向上，展现出独特的风姿。

依靠自己生活的人就如同大树，成长的点滴都源于自身的毅力，凭借着坚韧的根系和枝干，独自抵御风雨。或许在风雨肆虐时会承受巨大的冲击，只能在风雨的磨砺下艰难成长。虽然磨难重重，但只要熬过最艰难的时刻，便能练就受用一生的本事，在世间稳稳立足。

反观那些总是借助别人向上攀爬的人，未曾经历生活的千锤百炼，也没有强大的内心和思想。一旦失去所依赖的对象，他们便只能狼狈地匍匐在地上，再也没了翻身向上的机会，只能承受失败的煎熬和别人俯视的眼光。

我们应当明白，只有依靠自己，才能真正掌控人生的方向，才能在风雨过后，迎来属于自己的那片灿烂阳光。让我们努力成为自己生命中的那棵大树，凭借自身的力量，绽放出最绚烂的光彩。

居里夫人曾经说过："路要靠自己去走，才能越走越宽。"诚然，一个人唯有依靠自己，方能使生活绚丽如繁花盛开。也唯有依靠自己，才可真正把控自己的人生，主宰自己的命运。有时候，人最害怕的并非苦痛与折磨，反而是自己的真心给错了人。很多人，赌上自己的前途和命运，把自己的全部押在了人性之上，期待能够换来感激与真心，到头来却只有背叛和黯然神伤。只有经历了这些苦痛才恍然大悟，原来这世界上最难愈合的不是摸爬滚打的伤，而是割在心里的疤。无论多苦多累，自己拼搏而来的，才是最踏实、最幸福的结局。

生活并没有捷径可走，日子要一天一天地过，财富要一点一滴地积累，性子要一寸一寸地打磨。人们都是为了自己而生活，哪有永远为别人付出，甘愿做别人靠山的人呢？善待自己就先强大自己，任何改变别人造福自己的想法都不切实际。只有依靠自己、善待自己，才能听到勉励自己的声音，内耗才没有可乘之机。因为，你的时间都用在了提升自己的能力和涵养之上，强大的内心和能够坚持的毅力不会让自己沉沦，你会拥有克服一切的勇气。就好比大树的根，向下扎得越深，它就立得越稳。所以，无论多忙，都一定要让自己提升，一定要让自己掌握立足的技能，那才是世上最有安全感的事情。

当一个人的脐带被剪断，就已经是一个独立的个体了，从那一刻起就脱离了母体的供养，只能依靠自己的感受来感知喜怒哀乐。有时候，我们感觉不到幸福，就是因为还在苦苦思念那根脐带，想要依赖却不得的失衡感和无助感替代了拼搏进取的幸福感，剩下的当然就只有怅然若失了。

生活就像一杯咖啡，本身的味道就是苦涩。人生本来就是孤行者，自立就是旅程的主旋律。自己给自己的才是真的安全感；不管别人对你有多么重要，自己做自己的靠山才最可靠。请不要再相信"我养你"，生活不可能是他人的附属品，你缺的只是思想独立、能力独立、经济独立、情感独立，期待自己总好过期待别人的一句承诺。

反内耗二三说

1. 除了父母和你自己，没人会轻易对你掏心掏肺。敢把命运交给别人的人，都是没心没肺。

2. 站在谁的屋檐之下避雨，也不如自己手里有把雨伞。

道不同，别硬凑

内 耗 者 说

我不是傻，只是孤独。

总以为迁就能解决一切问题，却换不来懂我的

人……

稻盛和夫曾言："你是谁，就会遇见谁。"这句充满智慧的话语深刻地揭示了人际交往中的一种微妙规律。人以群分，物以类聚，认知的层次往往决定着我们所处的圈子。

舒服的关系，应是在属于自己的圈子里，能够无拘无束地做真实的自己。在这样的圈子中，你可以毫无保留地展现自己的喜怒哀乐，不必担心被误解或嘲笑。拥有同频的思想，纯粹的圈子，再有一两位知心好友，这便是人生莫大的幸事。无需伪装，随心自在，彼此能够在心灵深处相互理解和支持。

反之，不舒服的关系则像一根尖锐的刺，时不时地刺痛你的心。在这样的关系中，你总是在迎合对方，却得不到同等的回应。彼此的思想总是错位，无法同频共振，每一次的沟通都

像是一场艰难的拔河比赛，充满了误解和争执。

在爱情的世界里，千万不要轻易为了对方而舍弃自己坚守的原则，不要一味地去迎合对方的喜好。因为，如果他根本不懂得你内心深处的向往与热爱，无法与你在那丰富的精神世界产生强烈的共鸣，那么这样的爱情，即便你有幸拥有，又能为你的心灵带来多少真切的温暖呢？真正美好而纯粹的爱情，应当是相互之间的理解，是对彼此的尊重，更是彼此成就、共同成长。在这样的爱情中，双方能感受到灵魂的契合与心灵的交融。然而，倘若某一段感情让你在不知不觉中失去了原本那个独特而真实的自我，使你陷入无尽的痛苦和深深的迷茫之中，那么请勇敢地选择放手吧。

在友情里，也不要为了维持表面的和谐去迎合话题，参加自己不喜欢的活动，否则只会让自己迷失方向。真正的朋友会欣赏你的独特之处，会在你需要的时候给予支持和鼓励，而不是让你为了迎合他们而改变自己。

三观不同，不必强融，强求换不来长久与融洽。不合适的关系就像一双不合脚的鞋子，走得越远，只会让自己受伤越重。与其在其中苦苦挣扎，试图改变无法改变的局面，不如勇敢地割舍，远离那些让你疲惫不堪的不合适的关系。爱情也好，友情也罢，总之要让自己从无意义的纠缠中解脱出来，为心灵腾出空间，去接纳那些真正与你心灵相通、能给予你温暖和力量的人。

反内耗二三说

1. 鞋合不合适只有脚知道，人能不能交只有心明了。

2. 如果不是一路人，就把他当成旧玩具，要么珍藏，要么丢弃。

有时，顺其自然也是一种成全

内耗者说

生活就像一个沼泽，越想挣扎，反而让我陷得越深……

人们常说"人生如戏，戏如人生。"每个人都希望自己是能够掌控一切的主角，试图把自己的命运推向一个又一个高潮。然而，有些人似乎忘了，强求是人生最大的错误，人人都有能力的边界，那是无法逾越的鸿沟，所以义无反顾的尽头可以是逆转，但代价也可能是坠入无底的深渊。曾几何时，我们都是那个在生活的棋盘上，步步为营，精心布局的人。每一步都深思熟虑，每一个选择都权衡再三。我们害怕出错，害怕偏离预设的轨道，仿佛稍有偏差，整个世界就会崩盘。在这种紧绷的状态下艰难前行，心灵就会被忧虑所占据，笑容也变得越来越牵强。不如顺其自然，人生也会洒脱一点。

有句话叫"但行好事，莫问前程"。人生或许充满无奈，但何尝不是一种乐观。生活不会像童话剧那般，全是美好灿烂的结局，不如意才是一种常态。人生只需无悔就好，做不到事事无憾，别忘了有句话叫"有心栽花花不开，无心插柳柳成荫"，还有句话叫"车到山前必有路，船到桥头自然直"。

顺其自然并非对生活的妥协，而是抉择的智慧。面对无法改变的现实，不做无谓的挣扎，也算是一种成全。能用平和的心态接受挫折和失败最难得，急流勇退比一往无前还要来得壮烈精彩。要知道"认命"和"认怂"并不是一回事：一个是坦然接受，另一个是生活里的逃兵；一个是内心坚强，而另一个就是软弱的巨婴。

这世间的事，就是如此神奇，越是强求越是得不到想要的结局，反而放平心态，才能看得到意外的惊喜。人生，就应该放下心中的包袱，轻装上阵，不再为了迎合他人的期待而扭曲自己，不再为了追求遥不可及的目标而牺牲当下的快乐。试着珍惜每一个瞬间，无论是阳光明媚的清晨，还是繁星闪烁的夜晚；无论是与亲人朋友相聚的温馨时刻，还是独自一人沉思的宁静瞬间。生活中的每一刻都是独一无二的礼物，都值得用心去感受和珍藏。

大多数烦恼，往往源于过度执着和不切实际的期待。总是想要一切都按照自己的意愿进行，却忽略了生活本身就充满了变数和不确定性。爱情也是如此，在爱情中患得患失的人，往往浑身负累，成了最先被抛弃的那个人。当一个人明白爱恨可以随缘的时候，就不会再苦苦纠缠所谓的结果，这才是一种真正的成熟。倘若一个人始终深陷于爱恨的泥沼，那么他迟早会因迷失自我而丧失自由。

"凡成大事，人谋居半，天意居半。"努力追求的终点不一定是要一个结果，过程可能才是最大的人生财富。揪住不放只不过是一种执念，毫无意义地挣扎只会错过每一个峰回路转。

反内耗二三说

1最强大的人并不是"不服输"，而是"不在乎"。

2.不强求，不期待，不假想，不执着，如果是注定，希望便会出现。

你需要的，只是一个倾听者

我的委屈、压抑和难过，都被这世界的喧嚣所淹没。

我的心声，从来没人真正听到过……

人的一生，无法避免经历各种坎坷与波折。当麻烦事接二连三地接踵而至时，不管多么看得开的"乐天派"，也难免会被压得透不过气。更何况，身为泛泛之辈的我们。

每个人的内心都有一片深邃的海洋，时而波涛汹涌，时而风平浪静。当情绪在头脑里掀起惊涛骇浪，它就拥有摧毁一切的恐怖力量，一旦开始它便无法停止，唯一的办法就是给你的心找一个只属于它的避风港，这个避风港就是——你的倾诉对象。

然而，倾诉这件事在某些人看来，并不是可取之法。在他们看来，学会化解自己的情绪远比向他人倾诉更加人道。把别人当成垃圾桶倾诉自己的负面情绪，通过发牢骚来寻求理解，这无异于情绪勒索。而且，倾诉虽然可以解决掉一些坏情绪，但也会把自身的弱点展露无遗，如果选错倾诉者，还会破坏本来就脆弱的友谊，这不是得不偿失吗？所以，他们对倾诉这件事嗤之以鼻。

确实，能够有效地向别人倾诉绝非易事，它并不是靠张张嘴就能轻而易举地做好，倾诉不好就是抱怨，就是牢骚，就是负能量。其实，倾诉也是一项技术活，所以为了保护你和倾听者，请一定做到这些。

倾听者的选择尤为重要。就如同病人与医生的关系，能治疗自己的人不一定医术有多高超，但一定要是最适合自己的人。高共情的人最善解人意，他们善于倾听，也很擅长给出建议。然而，一旦选错的倾诉对象，结果往往可能不止石沉大海，甚至让我们反噬其害。所以，倾听者的选择是一件慎之又慎的事情，别为了倾诉而倾诉，倾诉的目的是让它成为情绪的解药。

倾诉不是一股脑地把情绪往外倒，有效的倾诉有它自己的节奏。有的人往往不能控制自己的情绪，越说越激动，甚至吓坏倾诉对象。这就是一种无效倾诉，在对方眼里，你只是面目狰狞地传递了一堆负能量，并不是理智地在向他传递求助信号。虽然把让你恼火或者惆怅的事情表达出来很重要，但也可以不带情绪和任何观点。有时候，有效地倾诉可以让对方感受到你的情绪，却看不到你的情绪，这就在情感上达到了共鸣。

假如你的倾诉已经处于情绪无法控制的边缘，请及时踩一下刹车，重新让理智接管你的头脑，再重新开始。如果你像一辆发怒的火车，又如何让人平静地倾听和与你交流，只能使人望而却步，引火上身这种事恐怕人人见了都避之不及。毕竟，别人倾听你的苦恼，是为了帮助你，并不是为了给自己多找一件麻烦，多给自己树立一个敌人。

既然是向人倾诉，聆听别人也是倾诉的必要过程。作为合格的倾听者，往往会表达自己的看法，这也是一种人生建议。学会尊重和接纳它们，哪怕你不能完全赞同，也不要当面否认和辩论，这不只是不尊重，而且很伤人。每一个建议都有其可以吸收的养分，有时候一个微小的点也可以是解决问题的灵感，以它为起点，你会学会理解。

如果不知道怎么倾诉，可以先去当个倾听者。看清事物本质最好的办法，往往是深入其中。别害怕暴露你的伤疤，哪怕被嘲笑、被拒绝、被误解，也要勇敢敞开心扉，毕竟有些事长痛不如短痛。

反内耗二三说

1 有一个值得倾诉的人，是人生中最幸运的事。

2.多数人都会对你抱怨，只有少数人会听你的抱怨。如果有，请珍惜他们。

第六章

此生最浪漫的事，
就是做自己

请爱上不完美的自己

内耗者说

无论怎么改变，我都在原地踏步。

似乎完美和我永远也扯不上关系……

完美主义，指的是一种力求无误、毫无缺陷的思想与行为模式。在人生的漫漫征途上，人人皆怀抱着对完美的憧憬，渴盼着拥有完美的自身、完美的客体以及完美的生活。

然而，"金无足赤，人无完人。"即使传说中的古代四大美女，也有各自的不足之处。每个人都并非完人，过度执着于完美，只会带来无穷的痛苦。

小萱是一位平面设计师，对自己的作品向来要求极高。每次接到新的设计任务，她的脑海中都会涌现出无数堪称完美的方案，却又总觉得不够理想，不停地推倒重来。

有一次，小萱为一家公司设计宣传海报。从最初的创意构思起，她就力求每一个元素都能精确传达品牌理念，每一种色彩搭配都能夺人眼球。她耗费大量时间在网络上搜索各类参考资料，不停地修改细节，哪怕只是一个小小的图标位置或者字体的细微差别，她都要反复琢磨调整。

当同事和领导给出一些建议时，她虽表面接纳，但内心却极为纠结，认为自己的作品不够完美，未达预期效果。她在心里不停地自我否定："为何我不能做得更出色？为何这个细节处理得不完美？"这种过度的自我要求，致使她在这个项目上投入了远超常规的时间和精力。

到了项目交付的最后期限，小萱仍觉得海报还有可提升之处，却又不得不提交。项目结束后，她依旧沉浸在对这个作品的遗憾与自责中，难以释怀，甚至影响到了后续工作的状态和心情。因这次对完美的过度追求，她陷入了严重的内耗，身心俱疲。

完美主义者往往会设定一系列遥不可及的标准：期望自己在工作中出类拔萃，在人际关系里左右逢源，在家庭生活中无可挑剔。然而，凡事追求极致是存在问题的，没有任何人或事物能够永远维持在完美状态。当无法达成这些自我设定的完美标准时，完美主义者就会坠入内耗的深渊。比如，因为自己某件事说得不够妥帖，某次讲话不够得体，或者某个行为不够恰当而反复思量，担忧给他人留下好的印象。他们会过度揣测别人的反应和表情，从而陷入自我怀疑。他们反复思考、纠结，不停地自我批判，消耗大量的心理和情感能量，绝望与崩溃也随之而来。

完美主义很有"迷惑性"，人们经常将它和"上进"混淆。完美主义之所以"有毒"，就是因为那些不切实际的目标，有这种倾向的人不是在阶段性地实现目标和进步，而是在根本达不到的目标上为难自己。也可以这样理解，完美主义就是给自己立下一堆永远也跨越不了的障碍。这就好比一个美术生，总是说自己的品位超越了天赋，甚至觉得他不被别人喜欢就是因为自己不完美。所以，他根本没法完成作品，因为他的心满是负担，而且任何一幅作品在他眼里都不可能不完美。这是一件非常悲哀的事，但更悲哀的是，就算达到了他们的标准，完美主义者们还是会担忧会被超越，因而不断提高自己的标准，压力也就成倍地膨胀，直到彻底压垮自己。

实际上，世界上压根不存在真正的最大、最美，完美只会成为人生的累赘，人若将完美之弦绷得过紧，可能反而奏不出优美的旋律。那些懂得关爱自身、宽容自己的人，才是生活的智者。

在人生的旅途中，我们始终在探寻理想中的自我形态，期望抵达完美之境。然而，真正的智慧实则是接纳自身的不完美，学会欣赏自身的长处。与此同时，也要勇敢直面并接纳自身的短处，因为这是有待成长和进步的空间，也是真实自我的构成部分。

每个人都有自己的独特个性、作用和能力，就像一个小螺母、一个小贝壳，放在正确的位置上就是无价之宝。或许你的外貌并不出众，但你的笑容能够传递温暖；或许你不擅长言辞表达，但内心的情感细腻且丰富。不要因偶尔的笨拙而深陷自我否定，也不必为一时的冲动而过度苛责自己。要清楚，正是优点与不足相互交织，才造就了每一个独一无二的个体。

所以，永远都不要自暴自弃，要相信造物主不会无缘无故地造化你。当你放下对完美的执念，真心接纳并爱上这不完美的自己时，便能坦然地与自己达成和解。你将以平和、自信的心态去应对生活中的起伏波折，书写出独属于自己的精彩。

反内耗二三说

1. 完美的恋爱，完美的工作，完美的自己……你到底想要多完美？到底哪个才是真正的你？

2. 人生最大的浪费，就是凡事都要追求完美。

3. 精益求精是恰到好处，而登峰造极没有极限，所以适可而止才是智者。

有一种傻，叫"为难自己"

内 耗 者 说

究竟谁能告诉我？

我该如何面对这世界的冷漠……

敏感，在心理学上意味着感知极其敏锐。存在一定程度的敏感是正常的现象，尤其是当处于自我意识发展的阶段，对外界的刺激尤为敏感，这其实是一种常见的性格特征。然而，问题往往出在，一旦敏感过度，就可能陷入自卑的泥沼，不断地为难自己。

那些过于敏感的人，他们的情感好像脆弱的玻璃，旁人不经意间的一个细微动作或者一句随口而出的话语，都有可能在他们的内心掀起惊涛骇浪，引发恐惧和不安。而且，他们常常陷入自我否定的漩涡，只要遭遇一点挫折，内心就会乱了方寸，开始对自己的能力产生深深的怀疑，随后便逐步滑向自卑的深渊。

嘉名就是这样的"过度敏感"体质。她性格内向，心思细腻，对周围的人和事都非常敏感。大学毕业后，她来到一家广告公司工作。在一次公司的项目讨论会上，嘉名提出了一个自己精心准备的方案。然而，在她陈述的过程中，有一位同事低头看了一眼手机，这让她觉得对方对自己的方案不感兴趣。当她讲完后，领导没有立即表态，只是微微皱了下眉头，嘉名便认为自己的方案肯定存在很大问题，内心充满了自责和焦虑。

会议结束了，嘉名一整天都在反复回想自己在会上的表现，不断琢磨领导和同事们的表情和动作，觉得自己给大家留下了不好的印象。她甚至开始怀疑自己的能力，担心因为这次的表现而影响自己在公司的未来发展。下班后，同事们一起去聚餐，没有邀请她。她就觉得大家肯定是因为不喜欢她才不叫她，于是一个人默默地回到家，晚饭也没吃，就躺在床上思索白天的事。

之后的几天，嘉名都沉浸在这种自我否定和焦虑的情绪中，工作效率低下。她的内心就像有一场永不停歇的战争，不断消耗着她的精力和热情。

究竟是什么导致敏感性格的出现呢？心理学家指出，引发人们这种过度敏感的原因在于：一些人生性脆弱，疑虑心重，经受不住打击，往往细小的刺激就会引起紧张的情绪；在早期体验上，这些人受到父母的过度呵护，没有学会积极的心理保护意识和方法；同时，在个性特点上，敏感的人往往缺乏豁达大度的胸怀，过于计较细枝末节，喜欢在一些小问题上钻牛角尖，无法以平和、宽容的心态看待周围的人和事。

要知道，人作为情感丰富的动物，有时确实会因为他人的言语而感到内心不悦。但归根结底，是否真的会因此受到伤害，最终的决定权其实掌握在自己手中。一个人如果总是无法控制自己的情绪，轻易地就觉得受到了伤害，那么很有可能是因为过于敏感了。过于敏感的人，内心常常处于无休止的纠结之中，这种精神上的反复拉扯是对自身精力的极大消耗，会让人感到异常疲惫。就像嘉名这样，因为过度敏感，整天脑子里充斥着各种杂乱的想法，内心始终无法获得平静，这无疑就是一种严重的内耗。

心理过于敏感，不仅会产生自卑情结，还会导致自身的承受能力变得极差，哪怕是极其微小的刺激，比如一句看似平常的话语、一个不经意的小动作、一个稍纵即逝的小眼神，都有可能让内心瞬间陷入混乱，让自己生活在痛苦之中，仿佛每天都处于高度的防备状态，时刻警惕着可能到来的伤害。要想摆脱这种过度敏感的状态，应该怎么做呢？心理学家告诉我们：要培养"注意力意识"。具体来说，就是我们能否清晰留意到自己注意力的分散情况，以及能不能高效地调节注意力。

注意力并不是无意识的，它受内、外两方面控制。外界突然而强烈的刺激会吸引我们的注意力，此为注意力的外部控制。不过，我们仍然能够通过内部控制将注意力拉回。

举例来说，当办公室的环境突然变得嘈杂，你无法专注工作时，应该怎样解决呢？第一步，是要察觉到自己的注意力被分散了。第二步，在你产生负面情绪前，有意识地自问："我怎样才能重新聚集注意力？"第三步，寻找重聚注意力的方法，比如购买隔音耳塞，或者有意识地避开让自己感到不安的场景，挪到更安静的地方办公。总之，不要沉浸于让自己心烦的情绪中。在此过程中，敏感人群的感受其实没有发生变化。只不过通过对注意力的掌控，反而能很好地利用自身的敏感，有效地解决问题。

除此之外，敏感人群还需学会正确地认识自己，不断充实和提升自我。要明白，没有人能在所有方面都出类拔萃，我们要有"走自己的路，让别人说去吧"的豪迈与勇气，去展示自己的优点和不足。发现优点时，要毫不犹豫地充分发挥；察觉到缺点时，不要遮掩和逃避，而是及时改正，让自己不断朝着更好的方向发展。当自身变得更加优秀，内心世界也会随之更强大。

在现实生活中，难免会有各种琐碎之事，真没必要为此烦恼不已、难以释怀。始终调整好心态，适当降低敏感程度，自卑情结自然会渐渐远离，我们也能够以更加轻松、自信的姿态去面对生活的种种挑战。

反内耗二三说

1. 应该拥抱每一个敏感的人，因为生存在他们的世界里，很不容易。

2. 聊天软件只是一种沟通工具，别把它们看成"人情世故"。

人生如此坎坷，
为何还要给自己"挖坑"

内耗者说

在我脑中有一万种可能，现实中却成了"沟壑难平"……

人生，如同一场充满未知的冒险之旅，注定不会一帆风顺。在这漫长的行程中，每个人会遭遇无数的风风雨雨、沟沟坎坎。然而，有时候真正阻碍我们前行的，并非现实中的艰难险阻，而是我们在内心预先设想的重重困难：

"这件事太难了，根本不是我能完成的。"

"我没有那个天赋，怎么努力都是白费力气。"

"我年龄大了，学不会新东西，改变不了什么了。"

"我性格就这样，改不了，也做不好这件事。"

很多时候，我们还未开始行动，就陷入了无尽的内耗之中。这些自我否定和消极预设的话语，如同沉重的枷锁，束缚着我们的手脚，让我们在还未真正迈出步伐之前，就已经丧失了勇气和信心，从而错过了许多可能成功的机会。而有时，我们又缺少一些从容，"以防万一"的心态总会让我们做一些多余的"准备"，把明明很简单的事搞得过于复杂，以至于最后被自己搞得困难重重。

　　小杨一直怀揣着一个创业的梦想——开一家独具特色的咖啡店。他精心策划了商业方案，也积攒了足够的启动资金，甚至已经选好了理想的店面位置。然而，就在即将付诸行动的关键时刻，他却陷入了自己预设的困境之中。

　　小杨开始在脑海中不断地描绘各种可能出现的问题。他想："如今咖啡店遍地都是，竞争如此激烈，我真的能吸引到足够多的顾客吗？万一我精心挑选的咖啡豆不受欢迎，顾客觉得咖啡口感不好怎么办？还有，房租、员工工资、水电费等各种开销那么大，如果经营不善，不仅多年的积蓄会全部赔进去，还可能会背负沉重的债务，让家人跟着我受苦。而且，现在的消费者口味多变，我能跟得上潮流不断创新吗？万一被同行恶意打压，我又该如何应对？"

　　这些还未发生的担忧，像一团团乌云笼罩在他的心头，让他感到无比沉重和焦虑。他原本坚定的决心开始动摇，每前进一步都充满了犹豫和恐惧。原本充满激情和期待的创业梦想，在这些预设的困难面前逐渐变得黯淡无光。他每天都沉浸在这些负面的设想中，无法自拔，最终迟迟不敢迈出实质性的第一步，那个美好的创业梦想只能被无限期地搁置。

小杨过度想象可能出现的负面情况，并且不断放大这些问题的严重性和复杂性。他没有充分考虑自己的优势和应对策略，只是一味地沉浸在对失败的恐惧和对困难的担忧中。

生活中，有很多像小杨一样的人，常常因为害怕失败、害怕被否定，而在脑海中构建出一个个看似难以逾越的障碍。比如，还未尝试新的工作机会，就认为自己能力不足无法胜任；还未向心仪的人表白，就认定会被拒绝；还未开始创业，就设想会遭遇无数的挫折导致血本无归。然而，这些预设的困难很多时候并非基于真实的情况，而仅仅是他们内心恐惧的投射。

生活已经充满了各种难以预料的挑战和挫折，这些就像路上的荆棘，不断刺痛着我们前进的脚步。在这样的情况下，如果我们还不停地自我否定、自我设限，那无疑是在本就艰难的道路上亲手为自己挖掘更深的陷阱。

要想活出精彩、活得自由，我们必须坚决摒弃自我设限的枷锁。那么，如何才能挣脱这一束缚，勇敢地向前迈进呢？

首先，要培养积极的自我对话习惯。每当那些自我否定的声音在脑海中响起，比如"我做不到""我不行"，我们就应该立刻用积极的话语予以反驳，"我可以尝试""我有能力应对"。通过不断地强化这种积极的思维模式，我们能够逐渐改变对自己的消极认知，建立起坚定的自信。

其次，制定切实可行的计划是打破自我设限的有力武器。以小杨为例，如果他能将咖啡店的经营分解为一个个具体的步骤，并为每个步骤设定可行的目标和应对策略，那么看似庞大而复杂的创业难题就会变得清晰且可操作。每完成一个小目标，都能给予自己正向的激励，增强前进的动力。

最后，我们还需要勇敢地迈出第一步。很多时候，行动是克服恐惧和消除自我设限最有效的方法。不要等到一切都准备完美，因为永远没有绝对完美的时机。只要方向正确，哪怕迈出的第一步很小很艰难，也能为后续的发展积累经验和信心。

人生固然艰难，但只要拒绝自我设限，用勇气、智慧和行动去开辟未来，就一定能够跨越内心预设的障碍，迎接属于自己的光明与成功。记住，不要让自我内耗阻挡我们追求梦想的脚步，只有勇于尝试，才有可能创造奇迹。人生既然已经如此坎坷，又何必再给自己继续"挖坑"？

反内耗二三说

1. "想太多而没去做"和"做太多没法做"是一样的结果，这就是"过犹不及"。

2. 事情只有做了才有结果，想再多也只能叫"假设"。

谦虚过头的人，往往先丢了自我

都说"谦虚使人进步"，但，为什么只有我寸步难行……

在人生的舞台上，谦虚常被视为一种美德，它能使人不断进步，完善自我。然而，凡事皆有度，一旦跨越了这个度，谦虚便可能走向极端，产生不良的后果。

所谓谦虚，本应是一种开放的学习态度，是愿意倾听他人意见，接纳不同观点，从而不断提升自己。但当谦虚演变为过度的谦虚和对他人的盲从时，问题便随之而来。

一个人过度谦虚，就是自卑了。而一个人一旦自卑，做事就会变得犹豫不决，意志力也会变得薄弱不堪。在这种自我怀疑和怯懦的心态驱使下，这个人最终什么事情也做不成。

张吉毕业于某名牌大学的计算机专业，拥有扎实的专业知识和一定的实践经验。在一家企业面试网络维护职位时，他本应是信心满满、胜券在握。然而，当主考官问张吉："你能胜任这份工作吗？"

张吉出于过度的谦虚，回答道："我还不能胜任，但我会多向同事请教、学习，边实践边积累经验。"主考官带他参观工作的网络室，看到那些先进的设备，张吉惊叹不已，主考官又问："能够操作这些设备吗？"张吉又谦虚了一番："以我目前的能力，还不能够独立操作。希望公司给我一个学习的机会，我一定认真研究这些设备的操作。"主考官遗憾地摇头，对张吉说："我们招聘的是能马上上岗的人，不是招培训生。"

张吉此时才恍然大悟，懊悔不已。因为以他的真实能力，完全可以胜任这份工作。在实习期间，他也有过接触类似工作的经历。可遗憾的是，自己过于谦虚的表现，让他白白丢失了这次宝贵的机会。

谦虚，本是一种优秀的品质，它代表着对知识的渴望、对他人的尊重以及自我提升的意愿。适度的谦虚能让我们看到自己的不足，从而不断学习和进步。然而，一旦谦虚超过了应有的限度，就可能产生负面的影响。正如事例中的张吉一样，谦虚过了头，不能真实地表述出自己的价值和能力。

这样的人无论面对何种情况，总是习惯性忽视自身的优点和长处。他们总是担心自己不够好，过分依赖他人的意见和评价,从而失去了独立思考和判断的能力。这种自我否定的思维模式会逐渐侵蚀他们的自信心,使他们在做决策时犹豫不决,缺乏主见,严重的还会产生自我否定和自我怀疑。所以,心理暗示做多了,自己也会相信;谦虚过了劲儿,自己也会真的不自信。

谦虚过头的人还可能为了迎合他人而不断改变自己,甚至放弃自己原本的信念和原则。他们害怕因为坚持自我而引起他人的不满或批评,于是不断妥协,最终变得面目全非,失去了最初那个真实、独特的自我。

过度的谦虚并不会让事情变得美好,反而会引发严重的内耗。当一个人总是过度谦虚,内心就会被不断进行的自我斗争所扰乱。一方面,他们内心深处清楚自己有一定的能力;另一方面,却又因为过度的谦虚而不敢承认和展现。这种内心的冲突和挣扎,会消耗大量的心理能量。他们会在各种选择面前犹豫不决,反复权衡利弊,却迟迟无法作出决定。比如,在面对一个新的任务或挑战时,过度谦虚的人会在心里反复思量:"我真的能做好吗?别人是不是比我强很多?"这种无休止的自我质疑,不仅拖延了行动的时间,还削弱了行动的决心和力度。他们在自我怀疑中浪费了大量的时间和精力,使得原本可以用来行动和进步的机会悄然流逝。

要避免谦虚过头,找回真实的自我,首先要坚定地建立起自信。相信自己的价值和能力,是迈出困境的关键一步。明确自己的目标和方向，就如同在茫茫大海中找到灯塔，能为我们的前行提供指引。同时，也要学会分辨他人的意见。他人的建议和评价有时能为我们提供新的视角和思路，但并非所有的都适合自己。择其善者而从之，其不善者而改之，需要我们具备敏锐的洞察力和判断力。保持独立思考的能力至关重要，在虚心接受他人观点的同时，也要敢于坚持自己认为正确的观点。只有这样，我们才能在众说纷纭中坚守自我，不随波逐流。

谦虚固然是一种值得肯定的美德，但我们必须把握好其中的分寸。我们应该在保持虚心学习的同时，也要珍视和坚守自己的独特性，相信自己的价值，避免因谦虚过头而丢失了自我。只有这样，我们才能在不断成长的道路上，成为既谦逊又自信的个体，实现真正的自我价值。莫让谦虚过头而丢失了自我。只有在谦虚与自我之间找到精准的平衡，才能真正实现个人的成长和进步。

反内耗二三说

1. 过度谦虚不只是一种拖累，还会自己显得特别虚伪，人们形容它叫"凡尔赛"。

2. 有时候，你需要实事求是，而不是谦虚到底。

在属于自己的赛道上奔跑，那才够酷

内耗者说

跑别人的赛道，让自己无路可走……

现在，似乎"裸辞"也成了人们追逐的新时尚，只为寻找自己的梦想。有的辞职去自驾游，游遍大好河山，体验波澜壮阔；有人挑战自己的人生，寻找更高的事业顶峰；有人干脆重新选择了一条自己喜欢的"赛道"，继续向前奔跑，从"为别人打工"成功换位到"为自己拼命"。

"裸辞"一词由来已久，顾名思义，就是还没有找到新的工作就辞职，即没有任何后路，就离开原来的工作岗位。裸辞现象产生的原因其实并不复杂，无非是自我价值没有体现、压力与获得感不成正比、复杂的职场关系、对于企业文化认同感低等原因。而其中相当大的一部分人，是为了寻求心灵上的自由，他们懂得了想走出目前的困境，就要先摆脱束缚自己的牢笼。

其实，裸辞并不像人们所想的那样，它并不是一时冲动所作出的决定，很可能是经过漫长的思想斗争和深思熟虑才坚定的决心。它不是对现实的逃避，反而是更加认清了现实：与其在不喜欢的环境里内耗，不如为自己的人生松绑。能够放下已经拥有的地位、财富和机会，重新审视和规划自己的人生，不能不说是一种莫大的勇气。然而，裸辞的做法的确更为极端，颇有点"置之死地而后生"或者"不破不立"的意味，但其背后真正的目的十分单纯，只是想换个让自己舒服的赛道而已。

更换赛道的关键意义并不在于马上辞职、求职和赚钱，而是应当给自己一个缓冲的时间，与自己的内心进行深度交流，先弄清楚自己真正渴望的究竟是什么，为了实现这个目标又能够舍弃哪些东西，未来又需要通过怎样的方式去达成。倘若当前的工作的确让自己不快乐，甚至对生活产生了不良影响，或者在相同的背景条件下能够找到更惬意、更轻松的工作或事业，那么就是时候该勇敢一些做出改变。

既然想作出改变，就要允许自己有情绪，也有面对失败的勇气，承认自己有所不能，也能认清不够完美的事实，这就做好了一半的准备工作，而另一半，就是要做到永远保持乐观和快乐。来自外界的声音需要有选择地去听，但千万别理会那些"一厢情愿"的标签，不然"做自己"就只能是一句口号，你的内心还在听人摆布。倘若，你的选择真的让当下的自己几近"失控"，生活或者情感都已被波及，甚至心理防线也面临土崩瓦解，那么这无疑是一个完全错误的决定。及时放弃错误决定，没有什么可耻的，能够认清现实也是一种本领，懂得变通同样是不可复制的技能。如果上面这些你都做不到，即便坚持下去你也是最酷的，从 0 到 1 本来就是这世界上最难的事情，重要的是从中提升认知，而不是整天忙着否认自己的决定。

所谓的"挫折"和"失败"在强大的人面前不值一提，敢于活出自己的色彩，那才是绚烂的人生。

反内耗二三说

1. 我的人生可以被指点，但决不接受指指点点。

2. 随心而动是人生，处处被动的是影子。

3. 如果用财富去衡量人生，那么它只会贬值。真正无价的人生，都讲究情感价值。

一切交给努力，结果听天由命

我放不下对结果的执着。

我知道这很不洒脱，但真的别无选择……

在人生的漫漫长途中，我们时常会感到身心俱疲、心力交瘁，而其中的许多疲惫感并非源自外界有形的压力和挑战，更多是源于内心无形的纠结与挣扎。

当我们妄图超越自身能力的边界去竭力争取，当我们执拗地困在"努力一定有回报"的执念中难以脱身，抑或是当我们无奈地面对人外有人、天外有天的现实处境时，我们的内心深处，正在上演一场场无声而痛苦的内耗。这种内耗犹如隐匿的黑洞，默默地吞噬着我们的精力与热情，让我们在困惑和焦虑的泥沼中越陷越深。

林悦出身平凡，但心怀梦想，渴望在广告行业闯出一片属于自己的天地。初入职场时，林悦充满了激情和干劲。她每天最早到公司，最晚离开，拼命地学习和吸收各种广告知识和技能。她努力地参与每一个项目，无论大小，都全力以赴。她的努力被同事和上司看在眼里，大家都对她赞赏有加。

一次，公司接到了一个重要的广告策划项目，要为一家知名企业打造全新的品牌推广方案。林悦深知这是一个难得的机会，她主动请缨，希望能参与其中。在项目筹备阶段，林悦付出了巨大的努力。她查阅了大量的资料，进行了深入的市场调研，不断地与团队成员进行头脑风暴，提出了许多有创意的想法。然而，随着项目的推进，她遇到了前所未有的困难。客户提出的要求极其苛刻，不仅需要在短时间内拿出高质量的策划方案，还要求在有限的预算内达到超乎寻常的宣传效果。林悦发现，自己在某些方面的能力确实有限，比如对大数据的分析和运用，以及对高端市场的精准把握，这让她在方案的制订过程中感到力不从心。尽管林悦加班加点，努力弥补自己的不足，但她却发现无论怎么努力，都难以达到客户的全部要求。在这个过程中，她开始陷入了严重的内耗。她不断地责备自己，为什么不能做得更好，为什么不能掌握那些超出自己目前能力范围的技能。

就在林悦几乎要被压力击垮的时候，她的一位前辈对她说："林悦，你已经很努力了。但有些事情超出了我们当下的能力，不要过分强求。只要你尽力了，结果就交给命运吧。"这番话犹如醍醐灌顶，让林悦瞬间清醒。她开始重新审视自己的状态和这个项目。她意识到，自己不能因为过度追求完美的结果而让自己陷入无尽的痛苦和内耗之中。于是，林悦调整了心态，她依然全力以赴地去完成自己能做的部分，但不再纠结于那些无法掌控的因素。她把更多的精力放在了发挥自己的优势和特长上，努力把方案中的创意和细节做到极致。

最终，项目的结果虽然没有完全达到客户最初的预期，但林悦的努力和付出得到了公司和客户的认可。通过这次经历，林悦明白了一个道理：超出自己能力范围的东西，切忌强求。不要内耗，凡事努力就好。

在生活的舞台上，每个人都怀揣着各自的梦想与期待，奋力前行，努力地追寻着心中的那束光。我们为此竭尽全力，投入了大量的时间、精力和情感。然而，我们要明白的是，并非所有全力以赴的付出都能精准地收获完美的结局，这便是生活真实而又残酷的常态。

生活并不总是要求我们必须成为无所不能的超人，每个人都有自己的局限与短板。超出自己能力范围的东西，就不要强求自己。比如，你可能是一位优秀的程序员，却未必能在音乐创作上达到专业水准。若一味强迫自己去追求不擅长或难以企及的目标，这无异于在泥沼中挣扎，越是用力，反而陷得越深。

面对挑战与失败，不要急着否定自己。我们应当秉持一种

"尽人事，听天命"的豁达。首先应静下心来分析失败的原因，是准备不足，还是方法不对？然后做出改变。要相信失败能让人成长，每一次跌倒，都是为了以后能站得更稳。

当努力未能即时开花结果，不妨调整策略，将宏大的愿景拆解为可触及的小目标，然后逐步去实现。如果实在不行，就换个方向。至于那些兴趣盎然却力有不逮的领域，保持好奇，浅尝辄止，别给自己太大负担。

最重要的是，要认清自我，将热情与精力倾注于真正擅长的领域，争取做得更出色。只要一直在努力、在进步，就算没达成最初的目标，那也是一种成长。

当我们把一切交给努力，用积极的心态去面对生活中的种种不确定性，我们便能以更加从容、坚定的步伐走过人生的风风雨雨。如此，生活也会在不经意间，以它独有的方式，回馈我们以惊喜与美好。

反内耗二三说

1. 过于看重结果，不是让你变得急功近利，就是让你变得小心翼翼。

2. 人生，活的就是个过程，结果其实都一样，为何那么执着？

没有比较，就没有伤害

> 别人比我好，就是我的苦恼。
>
> 我不是嫉妒，而是恨自己做不到……

　　"人比人，气死人"这句话看似荒诞，却是蕴含大智慧的哲理。比较，在我们的生活中无处不在，而痛苦也就如影随形。其实，很多让我们痛苦万分的事，都来源于比较，微信朋友圈就是这么一个"是非之地"，很多人都有这样的习惯：看不惯的就屏蔽，瞅不爽的就拉黑，不知不觉，好友列表里已经所剩无几了。这就是"羡慕嫉妒恨"的魔力，总让人失去理智、怀疑自己，不是选择攻击，就是选择逃避。这些人即便一把年纪了，还是要带着一颗随时都会破碎的"玻璃心"，幼稚的行为就好似一个长不大的"巨婴"，也不知道是可悲、可笑还是可怜，让人无比感叹。

　　相较于成人们的"红眼病"，孩子们的心灵健康要重要得多了。假如一个人从小就有一颗不平衡的心，把自己的不幸看得比什么都重要，这样的一生该有多么悲哀？纠结于人有我无，骄傲与人无我有，整天生活在担忧、疑虑和愤愤不平之中，这样的人生又有多大的意义呢？先让自己跌入谷底，再把别人拖入深渊，这世上最恶毒的事也就如此了吧？

还有一部分人的处境就更加难过，他们并不为难别人，只为难自己。这类人把妒忌换成了自责，因为别人比自己出色就陷入自我怀疑的漩涡，整天忧愁自己不够优秀，因此而变得自怨自艾，患得患失。这样的人生也只能用痛苦两个字形容，他们的眼里都是别人的光辉，根本装不下自己。

其实，不管是嫉妒还是自责，归根结底都是自卑的两端，一端是抱怨别人有的自己没有，另一端是难过于自己拥有的永远比不上别人的好。自卑的情绪会蒙蔽一个人的双眼，殊不知自己所拥有的也可能是别人所羡慕的，所以还有什么好自卑的？感激现在所拥有的，珍视即将拥有的，知足常乐才能拥有得更多。正如有人很有钱，但羡慕拥有知识的穷人；有些人成就斐然，却羡慕那些初出茅庐的年轻人还有很多时间去体验人生；有人有稳定的工作，却羡慕那些可以自由行走，拥有广阔天地的人……

比较、不甘、落差、焦虑就是所有矛盾的根源，小到一个人，大到一个国家，都会在这种比较所带来的畸形氛围中产生价值观偏差。然而，这种解决却不是所有人都能承受的。如果是一个人爱比较，那便是引起内耗的元凶；但假如一个国家在比较，那就有可能是引发战争的导火索。善恶只在一念之间，而这一念便是人性的贪婪。

人人都知道开豪车、住别墅是一种幸福生活，但欲望不会告诉此时此刻正在幽怨的自己，这些是不是能够驾驭。每一份生活都是用心经营换来的，在感叹自己命运不济的时候，为何没有看到还有那么多人同样身处逆境，却可以翻身逆袭？难道自我怀疑、自我否定，甚至于心不甘就能让自己过得更好吗？

不可否认的是，这些"不平衡"心理都源于自身眼光的局限性，只能看到别人外在的光鲜，却忽略了他人所付出的艰辛。如果能审视一下自身，反问自己：我有没有像人家一样努力？可能，有了这样的想法之后，自己的事业上的进步就会突飞猛进。所以，仰望时是看不清山峰的，要么把眼光放长远一点，要么就得站得更高，你看到的世界才与众不同。

聪明的人都把眼睛盯在自己身上，他们懂得实力才是换取价值的唯一条件。所以，他们不比较，也不埋怨，羡慕那样的人生，就让自己拥有那样的人生。虽然，不是所有的人生都可以复制，但是还可以活出自己的精彩，留给别人去羡慕。

反内耗二三说

1.人生是一场闭卷考试：只可以参考，不可以抄袭，更不能放弃。

2.过度攀比是一种不幸：因为那是目光短浅的最好证明。

3.适度地比较是一种动力：自己比较，向他人学习。

满分太累，活成70分就挺成功

我们谈及了那么多关于内耗情绪的问题，其中有没有你的苦恼呢？对于你自己的人生，如果总分是 100 分的话，会给自己的人生打多少分？如果这个问题让你很纠结，那不如换个问题，你会给身边的人打多少分呢？对于普通人而言，这些问题当然不算什么，但对于内耗者来说，它们就变得很难回答。因为在他们心里永远都有一把尺子，不停地比量着自己与他人的长短，似乎只有凡事都是满分，才能过自己心里这关。给自己打分对于内耗者来说，就是一个摧毁自己的过程，然而他们就是这样不断经历着自我摧毁的过程，简直痛苦不堪。

内耗者们总是给自己的成就打分。哪怕是一件微不足道的小事不如意，都会使他们深深地陷入矛盾中。他们不懂得上进和苛求真的不是一回事，压力也不一定就是动力，还有一种条件叫因人而异。每个人的起点不同，所处环境不同，成长的轨迹也就必然不同。自己的生活本就是独一无二的，为何不让它过得惬意一些？

内耗者们喜欢给自己的自我价值打分。他们会因为一句小小的口误而难受一整天，然后给自己的愚蠢打一个大大的零蛋。但如果这件事是发生在别人身上，他们很可能会一笑了之，反而觉得这是个有趣的事情，真实的他们就是这么双标。因为，他们的价值体系是建立在他人的评价之上，没有得到他人的赞扬和认可，就会觉得自己毫无价值。他们很少从内心深处去寻找自己的优点和潜力，而是完全依赖于外界的反馈来评价自己，这就导致内耗者们的自我价值感极度不稳定。

社交能力也是内耗者的重要打分项。在社交场合中，内耗者们会格外在意地表现。一旦别人表现出冷漠时，他们总是习惯在自己身上找原因。不管是不是自己的过错，都爱把责任全部往自己身上揽，从而认定自己的社交能力不及格。内耗者总在无意识下关注自己的举止和表现力，但他们很容易忽略真诚交流和互相理解的重要性。哪怕已经得到了别人的友善回应，他们也可能没有达到自己内心的预设标准，而觉得自己在社交方面表现糟糕。

内耗者在情感方面也有自己的标准。如果他们对亲人、朋友或爱人表达关心时，如果得到的反馈和期待之间存在落差，他们就会觉得自己做得很差。他们不敢真实地展现自己的情感需求，害怕被拒绝或误解，只能压抑自己的内心感受。所以，情感沟通不畅所引起的情绪内耗也是内耗者们最难以克服的问题之一。

给自己的工作打分，也是内耗者最在意的方面。假如同事因为出色的表现而获得晋升或奖励，他们的内心就会充满了焦虑和自我怀疑，反复地比较自己和同事之间的差距，谴责自己不够努力，懊恼自己不够有才华，批判自己不够有创新精神。每一次的工作汇报都是一场内心的煎熬，他们害怕被领导批评，害怕自己的成果得不到认可，害怕别人给自己的职业表现打出"差评"而变得畏首畏尾，瞻前顾后。

这就是内耗者们给自己打分的逻辑，他们总是过分在意自己的不足，却忽略了生活中美好的一面。不知道他们有没有问过自己，生活真的如此糟糕吗？自己真有那么差劲吗？其实，只要多回忆一点自己的可取之处，得到的答案一定都是否定的。多去发现自己的优秀，多给自己一些喜爱和宽容，也许会惊喜地发现，自己所过的生活，正是别人所羡慕的。

人生并非一场追求满分的考试，70 分就刚刚好，太多压力只会让人步履蹒跚。真正的圆满并非在于事事完美，而是能活出自己的姿态。远离那些无休止的内耗，放下过度的自我苛责，用平和而广阔的心去拥抱生活，就会发现：其实，幸福并不遥远，它一直就在我们身边。快乐的秘密就在这并不完美却充满无限希望的"70 分人生"里，如此轻易，触手可及。

反内耗二三说

1. 别苛责他人，也别苛求自己，这才是快乐的秘密。

2. 做普通人也没什么不好，因为生活过糟轻而易举，但维持平淡也实属不易。

3. 内耗的时候要这样鼓励自己：虽然我不够完美，但我已经足够好了。